皮膚・肌の悩みは「原因療法」で治せます

アレルギー・アトピー・トラブル肌を防ぐ! 治す!

菊池 新
Kikuchi Arata
菊池皮膚科医院院長

さくら舎

はじめに――皮膚には重要な免疫力がある

皮膚とはどういうものでしょうか?

多くの方は「体の表面を包んでいるもの」と答えるでしょう。そのとおりです。でも、皮膚にはほかにも役割があります。

じつは、皮膚は「免疫臓器《めんえき》」でもあるのです。

そのように聞くと、大きな違和感があるでしょう。「この薄い皮一枚に免疫力があるなんて」と思われるかもしれません。

最近、皮膚については驚くべきことが次々とわかってきています。

本書でもふれますが、そのひとつは、皮膚が、人間の体にそなわっている免疫機能の最初の「防壁」あるいは「バリア」として、外からのあらゆる刺激にじかに接する最前線で、白血球《はっけっきゅう》なみに細菌《さいきん》やウイルスと対決しているということです。

そのうえ、腸と同じように「常在菌《じょうざいきん》」までいて、その仕事を助けているというのです。

皮膚はこれまで一般的に考えられていたより、はるかに重要な働きをしています。皮膚を正しくケアし、皮膚環境をととのえることが日々の健康のカギを握っているといっても過言ではありません。

内臓は目に見えませんが、皮膚は目に見えるので自分で毎日チェックできます。皮膚には内臓などの不調もあらわれるのです。つまり、皮膚は健康のバロメーターというわけです。

私のクリニック「菊池皮膚科医院」には、全国各地から1日に150人を超える患者さんが訪れます。アメリカ国立衛生研究所への留学をはさんで30年間、皮膚科専門医として、これまで10万人以上の患者さんを診察してきました。

皮膚科は診断をつけるのが非常にむずかしい分野といわれています。

皮膚科医にとってもっとも大切なのは、患者さんの皮膚を見た瞬間の感性。豊富な知識と経験を持つ皮膚科医なら、皮膚症状を一見しただけで、それが何の病気かピンときます。

そのうえで、対症療法ではなく、原因をきっちり突き止め、根本から治す「原因療法」

をおこないます。

ご存じのとおり、治療には、対症療法と原因療法の2種類があります。症状を軽減させる対症療法ももちろん大切ですが、病気の原因を根本的に取り除くようにしていかないと、患者さんはつらい症状を何度もくり返すことになるので、原因療法が必須です。

同じ病気であっても、どの患者さんにも同じ治療法をすればいいというわけではありません。それぞれの患者さんがもっとも改善したいのは何か、いまの症状をどのくらい苦痛に感じているのかを見きわめ、症状を緩和《かんわ》するとともに、最終的には治癒《ちゆ》につなげること。それが、皮膚科医となって以来、私が心がけていることです。

残念ながら、原因療法ができる皮膚科医は少ないのが現状です。対症療法だけで安易にすませている治療が多いのです。

皮膚科の世界は日進月歩で、病気の原因や仕組みについて新たな発見がつづいています。私も年に1~2回は留学先だったアメリカへ、学会への参加や講義を聴きに行っています。原因療法によって初めて患者さんは病気から解放されるのですから、ブラッシュアップは欠かせません。

本書では、これまでの実践経験をもとに、最新の知見も踏まえて、安全で確実な皮膚のケアの仕方、それに予防と治療の方法をわかりやすくお伝えします。

皮膚の仕組みを知ることは、日々の正しい皮膚ケアにつながりますので、これもある意味「原因療法」のひとつといえるでしょう。

アレルギーやアトピー、肌荒れ、老化まで、さまざまな皮膚の悩みを持つ方、特に長引く症状に悩んでいる方は、どうか本書を手がかりに出口への道を見つけてください。

皮膚を正しくケアしてもっと健康に！　笑顔でいきいきと毎日を楽しめるようになっていただきたいと心から願っています。

菊池皮膚科医院院長　菊池《きくち》　新《あらた》

目次◎皮膚・肌の悩みは「原因療法」で治せます

第2章　皮膚の仕組みとすごい力

第3章　皮膚の悩みは原因療法で治す

第4章 皮膚の不調も原因療法で治す

第5章　アトピーこそ原因療法が効く

第6章　健康は皮膚からはじまる

皮膚・肌の悩みは「原因療法」で治せます

――アレルギー・アトピー・トラブル肌を防ぐ！ 治す！

第1章　勘違いだらけの皮膚ケア

皮膚のあれこれウソ・ホント

私たちは毎日、自分の皮膚を見て、皮膚にふれています。

その意味では、皮膚は内臓よりも身近な存在です。

それでも、私たちは皮膚のことをどれほど知っているでしょうか？　よくわかっているつもりでも、じつは自己流のケアで皮膚を傷つけていることがあるかもしれません。

ここで、日々患者さんと接するなかで、案外勘違いされていることが多いものを挙げてみました。

〈勘違い１〉体は毎日しっかり洗って清潔にしたほうがよい
〈勘違い２〉肌をきれいにするにはクレンジング、角質除去は欠かせない
〈勘違い３〉コラーゲンを食べると肌がプルプルになる
〈勘違い４〉ステロイドはなるべく使わないほうがいい

〈勘違い５〉市販の水虫薬が効かないのは塗り方が悪いから
〈勘違い６〉金属アレルギーはアクセサリーに気をつければ大丈夫
〈勘違い７〉アトピーのきっかけは食べ物やダニ、ほこり
〈勘違い８〉子どものアトピーは小児科や内科にかかるべき
〈勘違い９〉日光浴をしないとビタミンＤ不足で病気になる
〈勘違い10〉天然由来成分の製品のほうが安心

いかがでしょう、理由はわかりますか？　ひとつずつ、簡単に解説していきましょう。

勘違い１　体は毎日しっかり洗って清潔にしたほうがよい

抗菌グッズなどがあふれ、清潔好きが多い現代では、体はむしろ洗いすぎの状態にある、ということを、まずわかっていただきたいと思います。

お風呂の入り方に「昭和の常識、平成の非常識」というものがあります。

映画『ALWAYS 三丁目の夕日』で描かれた昭和30年代などは、まだお風呂がすべての家庭になくて、週2回くらい銭湯に通うのが普通でした。

銭湯では、洗浄力の弱い固形石鹸《せっけん》をタオルにつけ、そのタオルの両端を持って背中をゴシゴシこする、という光景がよく見られました。

これが昭和の常識ですが、残念ながらこれをいまの平成でやったら、非常識になってしまいます。

現在はたいていの家庭にお風呂があって、毎日入っている人が多いでしょう。

そして、使われているのは洗浄力の強いボディソープ。それで昭和のころと同じように体を洗っていては、皮膚《ひふ》の表面を守っているバリアが完全に削《そ》げ落ちてしまいます。

普通の人でも皮膚のバリアは守らなければいけませんが、特にアレルギーやアトピーがある人に洗いすぎは禁物です。

毎日お風呂に入るなら、湯船につかるだけで十分です。ゴシゴシどころか、タオルを使う必要もありません。それだけで体は清潔に保てます。

皮膚科医の目から見れば、少し「ずぼら」なくらいがおすすめです。

ちなみに、昭和40年代に登場して、大人気になったナイロンタオル、いまも使っている人は多いのではないでしょうか。でも、これを使って毎日ゴシゴシやっていると、肩甲骨《けんこうこつ》や肋骨《ろっこつ》、鎖骨《さこつ》などの骨が出ているところが黒ずんできます。

これを「ナイロン（タオル）メラノーシス」といいます。強い力で毎日皮膚を摩擦《まさつ》したために、色素沈着《ちんちゃく》を起こしてしまったのです。

勘違い2　肌をきれいにするにはクレンジング、角質除去は欠かせない

これも根強い勘違い、思い込みです。前の項目で書いた「洗いすぎ」と同じ理由で、クレンジング（化粧落とし）も皮膚を傷《いた》めています。

鍋の焦《こ》げつきを落とす研磨《けんま》剤入りの洗剤をクレンザーと呼ぶことからもわかるように、**クレンジングは皮膚に強いストレスをかけます。**

ケミカルピーリングや、一時期ブームになったアカスリも同じこと。「古い角質や余分な脂《あぶら》をとる」といううたい文句があり、「肌のくすみは古い角質のせい。角質は積極的に除去しないと」と思い込んでいる方も多いようです。

わざわざ取らなくても、古くなった角質は目に見えない大きさのアカとして、日々、自然に落ちています。**角質除去はケアではなく、皮膚のバリアを壊していることになります。**

それに、「余分な脂」というものもありません。そもそも「脂」というだけで悪者扱いされる傾向があるのは困ったものです。

あとでくわしくお話ししますが、皮脂《ひし》そのものはとても大切で、問題があるとしたら、皮脂がサラサラではなくて、ベタベタで毛穴に詰まっていることです。それは外からではなく、体の内側から改善しましょう。

さらに、皮膚には常在菌《じょうざいきん》がいて、皮膚の健康を保つのに重要な働きをしています。

ところが、クレンジングやピーリングをしすぎると、その常在菌も一緒に落としてしまいます。その結果、肌荒れを起こします。つまり、よかれと思ってやっている**クレンジングや角質除去が、乾燥肌や肌荒れの原因になっている**のです。

この本を手にしているのは、肌が荒れやすくて困っている方や、アレルギーやアトピーで悩んでいる方、あるいは身近にそういう人がいて心配している方だと思います。

そういう人の肌は敏感肌なので、乾燥や肌荒れはトラブル増大の引き金になります。傷んだ皮膚のバリアから刺激物質がすぐに入り込むからです。

クレンジングなどで皮膚に強い刺激を与えることは極力減らしましょう。

勘違い3　コラーゲンを食べると肌がプルプルになる

タンパク質の一種であるコラーゲンが豊富な食材といえば、フカヒレ、手羽先、うなぎなどでしょうか。

コラーゲンも一時期ブームとなり、コラーゲン入りのサプリや飲料、コラーゲン鍋などが流行《はや》りました。いまでも「コラーゲンメニュー」を掲げるレストランもあるようです。

美味《おい》しそうですが、これらに「美肌効果」はあまり期待しないほうがいいでしょう。

どういうことかというと、**口から入ったコラーゲンは**胃で分解され、腸《ちょう》で吸収されて、**皮膚に届くころにはバラバラのアミノ酸になっています。**

皮膚にコラーゲンを合成する力があれば、バラバラのアミノ酸からコラーゲンをふたたびつくることができますが、残念ながらその力は年齢とともに低下していきます。

コラーゲン配合のサプリメントや飲料を飲むのも同じことです。

では、肌に直接塗ったらどうでしょうか。たしかに、コラーゲン配合の化粧水やクリームはたくさん出回っています。

結論をいうと、**塗ってもコラーゲンは表面につくだけで、中には入っていきません。**コラーゲンを塗ることで外から皮膚の中に入れようとしても無理なのです。

コラーゲンを「うるおい成分」としている商品もありますが、効果は一時的で、肌の保湿力を持続的に高めることはできません。

肌をきれいにしたいなら、皮膚が本来持っている保湿のバリアを保つようなケアをしたほうが、ずっと安全確実で、長期的な効果があげられます。アレルギーも起きにくくなります。

保湿のバリアの仕組みは大事なことなので、のちほどくわしく説明します。

勘違い4　ステロイドはなるべく使わないほうがいい

「ステロイド」と聞くと、どんなイメージがあるでしょうか。

「一度はじめるとやめられなくなるこわい薬」
「副作用のあるきつい薬」

そんなふうに悪いイメージを持っている人は多いようです。

最近は「脱ステ」という言葉もあるようです。「ステロイドを脱する」という意味で、それほどまでに「ステロイド＝悪者」説は定着しています。

ですが、皮膚科専門医の立場から公平な見方をすると、**ステロイドは「うまく使えば非常に効果がある薬」**です。使い方がむずかしいのは確かです。でも、きちんとした指導のもとに使えば、むやみにこわがることはありません。

私も患者さんの症状に合わせて、必要最小限のステロイドを使うようにしています。**限定的かつ効果的に用いれば、治りを早くして、患者さんの心身の負担を減らすことができるのです。**

身近なところでいえば、ステロイドは虫刺されによく効きます。虫刺されは強い炎症《えんしょう》なので、すぐれた抗炎症作用を持つステロイドは早く効果を発揮します。

また、ステロイドは初期のやけどにも向いています。熱湯がかかったというような浅いやけどなら、すぐにステロイドを塗ると、水ぶくれにならずにすむことも多いのです。

では、ステロイドを使ってはいけないものは？　それは水虫などの感染症です。

このように効果的なステロイドですが、専門外の医師が使い方もよくわからないまま安易に処方し、かえって症状を悪化させていることもしばしば見聞きします。

この本では、ステロイドの効用、正しい使い方、間違った使い方、さらには「こんなふうにステロイドを処方する医師には注意」までくわしく説明しますので、ステロイドに不安を感じている方はぜひ参考にしてください。

勘違い5　市販の水虫薬が効かないのは塗り方が悪いから

夏になると多くの人が悩まされる水虫。原因となる白癬菌《はくせんきん》は高温多湿なところが大好きです。

でも、「水虫くらいでわざわざ皮膚科に行かなくても」と思っている人のほうが多いのではないでしょうか。あるいは「よほどひどくなったら行く」という人もいるでしょう。

市販の水虫薬もたくさんありますし、ドラッグストアの水虫薬コーナーにはさまざまな薬が並んでいますから、それで事足りそうです。

ただ、市販薬はなかなか効かないという声もよく耳にします。それは、塗る量が少なかったからとか、回数が足りなかったから、というわけではありません。

治らなくて当然といえば当然なのです。じつは**市販薬は法律で「処方薬ほど効いてはならない」と定められている**からです。

「えっ？」と思うかもしれませんが、逆に考えてみましょう。処方箋《せん》なしでだれでも買える、よく効く薬があったとして、全然違う目的で使ってしまったら？　副作用どころではなく、大変なことになってしまうでしょう。

ですから、市販薬のほとんどは、いろいろな成分を少しずつ混ぜて主成分を少なく配合しているのです。水虫薬も同じです。抗真菌薬《こうしんきんやく》にメントール、局所麻酔薬などを混ぜて市販されています。

むしろ、塗ったら症状が悪化したことはなかったでしょうか？

そうだとしたら、理由はいくつか考えられます。もともと皮膚が敏感で、刺激を受けやすい方なら、使った市販の水虫薬に合わない成分が入っていたのでしょう。

それ以外で結構多いのは、最初から水虫ではなかった場合です。足の皮がむけている、つまり皮膚が傷ついているところに違う薬を塗ったら、炎症を起こします。

市販薬で治らなければ、違う薬を買い直したりせずに、皮膚科できちんと水虫かどうかを検査してもらって、合っている薬をもらいましょう。原因を突き止めたほうが早く、確実に治すことができます。

また、以前は「治らない」「薬がない」といわれていた爪水虫《つめみずむし》も最近、新しい塗り薬で治るようになりました。皮膚科で相談して、きれいに治しましょう。

勘違い6　金属アレルギーはアクセサリーに気をつければ大丈夫

金属アレルギーと聞くと、たいていの人はアクセサリーやメガネやベルトのバックルなどが直接皮膚に当たって、かぶれを引き起こすことを想像するでしょう。

ですが、意外に多いのは、歯の金属の詰め物が原因になっているケース。**口中で溶けた金属がアレルギーの原因となって、手足の湿疹《しっしん》などの皮膚病を引き起こす**というものです。

歯の詰め物は口の中で溶けると、体内に吸収されます。大半は便と一緒に排泄《はいせつ》されますが、一部は腸管《ちょうかん》から吸収されて、体のあちこちで汗と一緒に排泄されることになります。そのとき、皮膚にアレルギー症状を起こすのです。

治療法としては、原因である金属の詰め物を外して、セラミックやレジン（プラスチック樹脂）に替えることがいちばんです。

このような場合、原因が口の中という目につきにくいところにあるので、なかなか金属アレルギーとは思い至らないのですが、ひとつ、めやすになることがあります。

それは口臭がするかどうか。

口臭のおもな原因は、喫煙、歯周病、扁桃炎《へんとうえん》、それに溶けた金属の詰め物です。私の経験上、**金属アレルギーの人には口臭がする人が多い**のです。

湿疹など原因不明の皮膚病があり、口臭がする人は、歯の金属詰め物のアレルギーを疑ったほうがいいでしょう。

勘違い7　アトピーのきっかけは食べ物やダニ、ほこり

アトピーの原因として多くの方が思い浮かべるのは、食べ物、ダニ、ほこりなどでしょう。

最近、とみに増えているのが洗濯洗剤をきっかけにアトピーになるケースです。**洗濯洗剤のすすぎ残しによるかぶれからアトピーになる子どもが増えてきているのです。**

いちばん大きな問題は洗浄力の強い洗剤の登場です。黄ばみや黒ずみが真っ白になるもの、香りがついているもの、抗菌作用が高いもの……。これらはすべて化学物質のなせる業《わざ》です。

そこに加わったのが、1回すすぎをうたう洗剤の登場です。節水・節電になるし、家事の時短にもなると、これが売れてきました。

最近では、量の調節ができないジェルボール型洗剤の人気が高まっています。ジェルボールは使用量を増やすための企業戦略なのでしょう。しかし、これは衣類に洗剤が残る最

大の原因であり、子どもの洗剤かぶれの増加傾向に拍車をかけるもので、皮膚科医からみると困った代物です。

衣類に洗剤が残っていると、肌の弱い子どもはすぐにかぶれてしまいます。

いまの時代、アレルギー体質の人は、特に子どもが、親世代、おじいさん、おばあさん世代に比べて激増しています。どんどん便利になった反面、日常生活がさまざまな化学物質に取り囲まれ、日々それらを体内に取り込んでいるからでしょう。

アレルギーというのはわれわれをとりまくいろいろなものに対して起こりますが、その「いろいろなもの」がどんどん増えているわけです。

洗濯洗剤ひとつをとっても、界面活性剤《かいめんかっせいざい》や着色料、香料、蛍光剤《けいこうざい》など、いろいろ含まれています。

そうして洗剤かぶれを起こしたアレルギー体質の子どもの肌に、アトピーの直接の原因物質であるハウスダストやダニの死骸《しがい》、カビが付着し、アトピー発症へとつながってしまうのです。

勘違い8　子どものアトピーは小児科や内科にかかるべき

小児科や内科でアトピーの治療を受けている方には、ショックかもしれませんが、**正直いっておすすめできません。**もちろん、いまの治療でよくなっているならいいのです。小児科や内科でも、アトピーをしっかり治せる医師はいます。

でも、ずっと通っているのになかなか治らない、あるいは、塗り薬がだんだん効かなくなってきた気がするようなら、**その医師はアトピーの正しい知識を持っていない可能性が高いでしょう。**

「看板には『内科・皮膚科』とか『小児科・皮膚科』と書いてあるのに？」と思うかもしれません。

ここが日本の医学界のおかしなところで、医師免許を持っていれば、ほとんどの科を名乗れるのです。

ですから、内科や小児科が専門でも、「それだけじゃ患者さんが集まらないな」と思ったら、あるいはもうちょっと良心的に解釈して「一緒に診《み》てあげたほうが患者さんは助かるだろう」と思ったら、「皮膚科」を足してもいいのです。法的には何の問題もありません。

そういう医師の最大の問題は検査をしないことです。

アレルギーやアトピーの原因は人それぞれです。それはきちんと検査をしなければわかりません。逆に、検査をすればわかるのです。

アトピーやアレルギーは、その原因に当たるものを生活のなかから取り除く、原因療法でなければ治らないのです。

原因を探すこともせずに、ステロイドをポンと出して、「しばらくこれで様子を見てください」ですませる専門外の医師が多すぎます。

ステロイドを使えば、表面の炎症はおさまるので、いったん見た目はきれいになります。でも、原因を取り除いていないから、すぐにまた同じ症状が出てきてしまいます。対症療法の限界です。

いま、小児科や内科でアトピーの治療を受けていて、どうも出口が見つからない気がしているのであれば、ぜひ一度、皮膚科専門医を訪ねて、きちんとアレルギー検査を受けてください。

アトピーの検査についても、この本のなかでくわしく説明します。検査の内容が前もってわかっていれば、皮膚科にかかるときも安心でしょう。

勘違い9　日光浴をしないとビタミンD不足で病気になる

この勘違いも根強いですね。冬の日照時間の短い北欧の人たちは、「日光を浴びないと、いくる病になる」と夏になると地中海にバカンスに行って、一日中日光浴をしていますが、じつは大変危険です。

恐ろしいのは紫外線です。**紫外線は皮膚がんを引き起こします。**

実際、**皮膚がんがもっとも多い国はオーストラリア**です。

オーストラリアに住んでいる人たちの多くは、紫外線に対して皮膚がデリケートなヨーロッパから移民した白色人種だからです。

紫外線に対して皮膚が弱いのは、もともと持っているメラニンが少ないからです。

メラニンは人の肌の色を決めている色素で、表皮細胞が核分裂《ぶんれつ》して新しい皮膚が生まれるとき、その核の上に傘《かさ》をさしているように載っています。

メラニンが多いほど肌の色は黒く見えるわけですが、傘をたくさんさしていることになるので紫外線に対しては強くなります。

メラニンは紫外線を遮断《しゃだん》して、細胞（の核）を保護します。黒色人種の人たちが熱帯付近の日差しの強い地域に住んでいても皮膚がんになりにくいのは、もともとそのメラニンの傘をたくさん持っているからです。

そう考えると、オーストラリアの気候は本来、白色人種の人たちにとっては非常に厳しいということがわかります。アボリジニ（オーストラリアの先住民）を除けば、彼らはイギリスから渡ってきたわけですから。

とりわけ、オーストラリアの上空にはオゾンホールがあり、有害な紫外線が降り注ぎます。

そのため、オーストラリアでは、子どもたちを紫外線から守るため、「屋外に出るときは長袖を着せる」「日焼け止めを塗る」「帽子をかぶらせる」「サングラスをかけさせる」が奨励されています。「ノーハット・ノープレイ」という言葉もあります。帽子をかぶらずに外で遊ぶのは禁止ということです。

これをけっして「よその国のこと」と軽く流してはいけません。紫外線が皮膚に与えるダメージはそれほど大きいのです。

皮膚がんが起きなくても、その前段階として皮膚老化であるシミ、シワが紫外線によって引き起こされることを忘れないでください。

日光を浴びることでビタミンDが生成されるというのは事実ですが、そのためであれば日常生活で浴びている日光で十分です。日焼けサロンなどは、皮膚科の立場からは言語道断《ごんごどうだん》です。

勘違い10　天然由来成分の製品のほうが安心

アレルギーやアトピーの人を含めて、普通であればかぶれないものにかぶれてしまう敏感肌の人にとって、シャンプーやボディソープ、洗剤などを選ぶのは大変なことです。

そこでついつい目にとまるのが「天然由来成分」などのやさしい言葉ではないでしょう

か。製品のパッケージもナチュラル感を打ち出していて、いかにも安心・安全な印象を与えます。

でも、敏感肌の人でも大丈夫かといえば、けっしてそうではありません。

「天然由来成分」という言葉は化学物質が一切使われていないように見えますが、そんなことはないのです。

また、**「アミノ酸系」など「○○系」という洗浄料も基本的には化学物質です。**それらの化学物質は皮膚のバリアを傷つけることもあり、敏感な肌はすぐに反応します。

皮膚を悪化させる天然エキスが入っていることもあります。天然ひのきオイルやライム果汁など、いくら天然素材であっても、それらがその人にとって合わなければ、刺激症状を引き起こします。

「植物性」や「無添加」なども非常にまぎらわしい表現です。それらのキャッチコピーをうたう製品には、その他の化学物質も入っていることを忘れないでください。

実際、子どものアトピー患者さんの原因を見つけるため、日々、シャンプーやボディソープ、洗剤のパッチテストをおこないますが、ここで驚くべき結果がみられます。

合成洗剤の「トップ」や「アタック」より、無添加をうたう「さらさ」のほうが圧倒的に陽性率が高い（＝かぶれやすい）のです。

のちほどくわしく説明しますが、敏感肌で悩んでいる人は、自分は何にアレルギーがあるのか、何を使っていれば大丈夫なのかをはっきりさせる検査をして、使うものを決めておいたほうがおだやかに過ごせるでしょう。

原因をはっきりさせておけば、つらいアレルギーやアトピーの症状を根本的に抑えられるし、それを使わないように自分で避けることもできるのです。

原因を突き止めて治療する「原因療法」の大切さは、この本でお伝えしたいことのひとつです。

第2章　皮膚の仕組みとすごい力

多すぎる健康情報に惑わされないために

インターネットや雑誌には、皮膚のケアに関する情報があふれています。

石鹸《せっけん》やボディソープ、シャンプーなど、皮膚に関わる日用品、化粧品、医薬品、食品のメーカーは、次々と新しい製品をつくり出しては、その特徴をさまざまな言葉で宣伝します。

代替《だいたい》療法や民間療法もたくさんあります。そのなかには「おばあちゃんの知恵袋」的なものもあれば、明らかに皮膚の病気に悩む人を狙った新手のビジネスもあります。

さらに、インターネット上にはそれらの商品を使ったり、治療に取り入れたりした人たちが、個人の物差しで経験談を発表しています。

しかし、インターネット上の情報はけっして鵜呑《うの》みにしてはいけません。最近イギリスで、実在しないレストランが口コミ旅行サイト「トリップアドバイザー」の1位になったり、「食べログ」の点数が意図的に操作されているのではという疑惑が取り沙汰《ざた》されたのを聞いたことがあると思います。近年、医療の現場でも同様のことが起きています。

医師会でもよく話題になりますが、医療機関の口コミサイトにも、お金を出してくれれば「よい書き込みをたくさんします」「悪い書き込みは削除します」というあやしいＩＴ企業からのメールが毎日のように送られてきている現状をご存じでしょうか。

このような詐欺《さぎ》まがいのものも含めて、インターネットは玉石混淆《ぎょくせきこんこう》なのです。もちろん、間違った情報ばかりではありません。たとえば、保湿剤のなかには理にかなっているものもあります。あるいは、腸内環境と皮膚の関係を考えれば、取り入れていい食品やサプリメントも数多くあります。

一方で近年よく耳にするジェネリック医薬品、これらもすべて同じ品質でくれるものではありません。医療行政側としては１円でもコストをしぼりたいというのは理解できますが、オーソライズドジェネリック（略してＡＧ：主成分、添加物、製造方法すべてを先発品メーカーの承認を得てつくった先発品とまったく同じ品質でコストのみ安価なもの）を除けば、主成分のみ同一の一般的なジェネリック医薬品（特に皮膚科領域の抗ウイルス剤）はほとんど効かない、安かろう悪かろう的なものも数多くあることを、ぜひ覚えておいてください。

では、多すぎる情報のなかで、何が正しくて、何が間違っているかを見きわめ、惑《まど》わされずにいるためにはどうすればいいのでしょうか？

そういうとき、**皮膚の基本的な知識を持っていれば安心**です。ポイントがわかっていれば、「これは納得できる」「これはちょっとヘン」の見分けが簡単にできます。

皮膚は体を守るバリアです。皮膚にはそのバリアを自ら保つ仕組みがそなわっています。皮膚を健康にするには、その仕組みを壊さないことがいちばんです。

この章では、ぜひとも知っておいていただきたい皮膚の簡単な基礎知識と、それに基づいて、皮膚のためにやるべきこと、やってはいけないことをお話しします。

そして最後には、「大切なことは意外にシンプルだ」とスッキリした気持ちになっていただけるのではないかと思います。

皮膚とはどんなところ？

頭皮と手のひらの皮膚の違い

まず、皮膚とはどこでしょうか？

そう聞かれたら、案外、答えに迷うのではないでしょうか。

最初に思い浮かぶのは、おそらく顔や体でしょう。

では、頭はどうでしょうか？

頭も皮膚に覆《おお》われています。「頭皮」という言葉どおりです。

でも、頭皮は顔や体の皮膚と別物のような気がするでしょう。

それは質が違うからです。どこが違うかというと、頭皮には毛穴がたくさんあります。単位面積あたりの毛穴の数が多いということです。頭とわきの下と陰部はそうです。

毛穴には必ず皮脂腺《ひしせん》がついています。皮脂腺からは脂《あぶら》が出てきます。ほかのところよりベタつく感じがするのはそのせいです。

一方、毛穴が存在しないのは足の裏と手のひら。ですから、どんなに毛深い人でも足の裏や手のひらに毛が生えることはありません。

反対に、手のひらには汗をかく汗腺《かんせん》が多くあります。緊張したときなど、手に汗をかくのはそのせいです。年をとるとスーパーでもらうレジ袋の口が開けにくくなりますが、これはこの汗腺の働きが加齢によっておとろえるからです。

爪、髪、唇も皮膚？

では、爪《つめ》や髪は何でしょうか？

じつはこれらも皮膚です。ただし、生きていないので、これらは「付属器」と呼ばれます。

爪や髪は伸びるので、生きていないというと違和感があるかもしれませんが、爪が生きているのは、表面に見えている爪の下です。

「生爪《なまづめ》」という言葉を聞いたことがあるでしょう。「生爪をはがす」という表現が痛々しいのは、そこが生きているからです。普通に爪を切るのは、生きていないところなので痛くありません。

髪が生きているのは、毛穴の奥の根っこのところだけです。

では、唇《くちびる》はどうでしょうか？　唇は途中くらいまでが皮膚です。

唇は外側から途中までは乾いていて、口の中にいく途中から濡《ぬ》れてきます。そのあたりが境目で、**乾いているところは皮膚、その先は「粘膜《ねんまく》」**です。

角質層があれば皮膚、ないのは粘膜

このように皮膚は必ず粘膜と接しています。目だったら、まつげの外側は皮膚で内側は粘膜。鼻でも入り口から少し奥へ入るとペタペタしているのがわかると思います。そこまでが皮膚で、そこから先は粘膜です。

お尻も肛門《こうもん》から直腸にいたる途中までが皮膚です。

つまり、**皮膚と粘膜の違いは**「乾いているか、ペタペタしているか」ということなのですが、それは**表面が「角質層《かくしつそう》」で覆われているかどうかの違い**です。

角質層とは皮膚の表面にある層です。角質層に守られているところが皮膚です。

薄くて広くて重い皮膚

では、51ページの図1、皮膚の構造イメージ図を見てみましょう。

皮膚は大きく「表皮《ひょうひ》」「真皮《しんぴ》」「皮下《ひか》組織」の3層構造となっています。そのうち、みなさんがいわゆる「皮膚」としてイメージするのは「表皮」と「真皮」です。

表皮は外界と接する部分です。表皮は4つの層に分けられ、いちばん上の層が先ほどから出てきている「角質層」です。その下に「顆粒《かりゅう》層」「有棘《ゆうきょく》層」「基底《きてい》層」があります。

真皮は表皮の内側にあります。ここは皮膚の土台ともいうべきところで、よく耳にするコラーゲンやエラスチン、ヒアルロン酸はここにあります。

真皮の下は「皮下組織」。いわゆる皮下脂肪《しぼう》のことです。

厚さはというと、表皮と真皮では**真皮のほうが厚く**、とはいってもわずか2ミリ程度です。**表皮はその約10分の1で約0・2ミリ。角質層はさらにその約10分の1で約0・02ミリ、**食品ラップくらいの薄さです。

でも、こんなに薄くても、皮膚は頭のてっぺんから足の先まで覆っているので、面積にしたら成人で約1・6平方メートルにもなります。畳1畳《じょう》分くらいです。

そして、重さは約2キロ。意外にずっしりしている感じがしませんか。人間の体で2キロもある臓器はほかにはありません。脳でも肝臓でも1・3キロくらいです。

皮膚の厚さは体の部位によって違う

皮膚の厚さは体の部位によって異なります。

いちばん薄いのは顔。血流もいいので、血色がいい・悪いなどの顔色も出やすいのです。薄いだけに敏感ですから、顔に強いステロイド薬を塗ってはいけません。

次に薄いのは首。首には年齢が出るとよくいいますが、**皮膚も皮下脂肪も薄くて、皮膚**

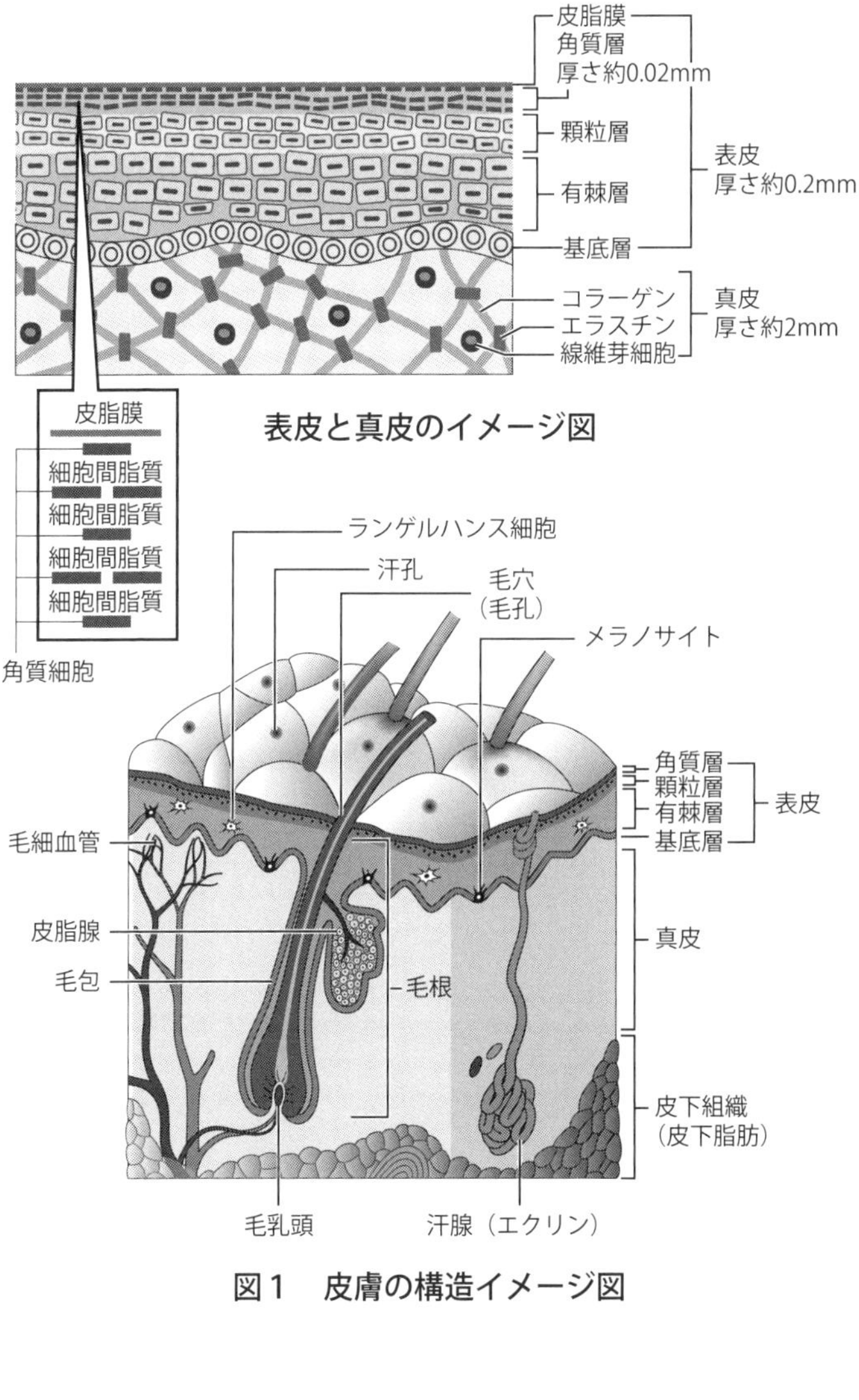

図１　皮膚の構造イメージ図

の凹凸やシワ、シミがあらわれやすいからです。

いちばん分厚いのはかかとです。だからこそ硬い地面の上を歩いていられるわけです。分厚くなければ、体重に耐えられません。たとえば、腫瘍《しゅよう》などを切除したかかとに背中の皮膚を移植すると、そこだけ擦《す》りむけてしまいます。

皮膚のターンオーバーは表皮で起きる

健康な皮膚は、表皮と真皮の2つがあって初めて成り立ちます。表皮では「ターンオーバー」によって周期的に皮膚が生まれ変わっています。真皮ではコラーゲンなどからできている組織が、皮膚のハリや弾力を保っています。

まず、表皮で起こっている皮膚のターンオーバーを説明しましょう。

前述のとおり、表皮は4つの層でできており、**表皮の細胞《さいぼう》は下から上に向かって、たえず動いています**。

まず表皮のいちばん下にある基底層で「基底細胞」が生まれます。基底細胞は次々と分《ぶん》裂《れつ》し、古いものは下から上へ、「有棘細胞」（有棘層）、「顆粒細胞」（顆粒層）と変化しながら上がっていきます。最後に角質層で「角質細胞」となったのち、はがれ落ちる。これがいわゆるアカです。

基底細胞（基底層）→有棘細胞（有棘層）→顆粒細胞（顆粒層）→角質細胞（角質層）→アカ

この一連の流れが**皮膚のターンオーバー**です。表皮の生まれ変わり（新陳代謝《しんちんたいしゃ》）のことです。

アカになって落ちるのは、ふつう目に見えません。先ほど角質層は約0・02ミリと書きましたが、その0・02ミリ幅の中はさらに何層にも分かれています。はがれ落ちる角質ひとつひとつは、それほど小さいものです。シャワーを浴びたり、お風呂に入ったりしているあいだに自然に落ちています。

むしろ、目に見えたり、気になったりするほどの大きさであれば、病気など、皮膚になんらかの問題があると考えたほうがいいでしょう。

角質層まで到達した細胞、つまり角質細胞は、もう「核」を持っていません。核は生きている細胞の中にあるもの。つまり**角質層に達した皮膚は死んでいる状態**、ということです。同じく、爪や髪の毛も、ターンオーバーによって死んだ皮膚の最終形です。

ターンオーバーのサイクルは個人差もあり、部位によっても異なりますが、**おおむね28〜42日間（4〜6週間）**といわれています。

なお、このサイクルが短くなってしまう「病気」があります。

「乾癬《かんせん》」というもので、深刻な悩みを抱えている患者さんが非常に多い病気です。

乾癬の皮膚ではターンオーバーのサイクルが約5日。通常より極端に短くなっています。そうすると、成熟しないまま表皮細胞がどんどん上がってきて、そのまま皮膚の表面に出てきてしまいます。

原因はまだはっきりしていませんが、細胞分裂《ぶんれつ》をうながす免疫《めんえき》タンパクが体の中でたくさんできて、基底層で細胞の分裂を過度に引き起こすためだと考えられています。

皮膚の弾力性は真皮が支える

表皮の下の真皮にはコラーゲンやエラスチンなどの線維《せんい》成分があり、それらは「線維芽《せんいが》細胞《さいぼう》」が生み出しています。

真皮は9割がたコラーゲンでできており、コラーゲン線維の束《たば》をエラスチンがつないでいる状態です。そのほかヒアルロン酸などがこの間を埋めていますが、**皮膚のハリや弾力性をつくっているのは、おもにコラーゲンとエラスチンの2つの成分です。**

ケガをしたときに再生される皮膚は、おもにこの真皮のことです。

真皮の浅い層までの軽いダメージはすぐにまわりの表皮細胞が増殖《ぞうしょく》して傷を覆い、跡形もなく治りますが、真皮の深い層に届く傷では線維芽細胞の増殖が遅いため、なかなか再生されません。深い傷をつくると跡が残ってしまうのはそのためです。

表皮には血管はありませんが、真皮には毛細血管が走り、栄養と酸素を運んでいます。毛根《もうこん》や皮脂腺、汗腺、神経、リンパ管も真皮にあります。

加齢によって線維芽細胞の能力がおとろえたり、紫外線によるダメージを受けたりすると、コラーゲンやエラスチンが変性していき、皮膚のハリもなくなっていきます。

皮膚の5つの役割

皮膚の構造がわかったところで、次は皮膚がどのような役割を果たしているのかを見ていきましょう。

まず、皮膚がになっている5つの役割を簡単にまとめておきます。

①物理的なバリア

体の表面を覆い、バリア、すなわち防壁として、物理的に外部との境目をつくり、体を守っています。同時に、体の内部の水分がもれないようにしています。

②免疫的なバリア

外部からの刺激を防壁として受け止め、「自分にとって害のないもの」「害があるもの」に振り分けて、害があるものは攻撃する免疫の働きをします。

③感覚器

痛い、かゆい、熱い、冷たい、さらには何かにふれている、危機が迫っているといったことを感じて、脳に伝えます。

④分泌作用

汗腺から汗、皮脂腺から皮脂を分泌《ぶんぴつ》します。汗と同時に塩分や老廃物も排出されます。発汗することで体温を調節しています。

⑤ビタミンDの合成

日光を浴びて、ビタミンＤを合成します。

この５つが、皮膚が果たしている役割です。それぞれ大切なものですが、皮膚の健康を考えるうえで重要なのは①物理的なバリア、②免疫的なバリアです。

よく見聞きする「皮膚のバリア機能」とはこの２つのこと。それぞれどういうものか、見ていきましょう。

本当の保湿とはどういうことか？

乾燥は皮膚の大敵

「物理的なバリア」とは、防壁としての皮膚の機能です。物理的なバリアには2つの意味があります。

・外界から体をへだてて守ること
・内部の水分がもれないようにすること

1つめは、皮膚の役割としてだれもが一番に思い浮かべるものでしょう。外界と体の境界をつくっているということです。

内臓や血液などさまざまなものを体の中に収めておき、雑菌だらけの外部から体を守っています。穴が開いて外界の病原菌などが侵入したら大変です。

２つめは「保湿」をしているということです。**保湿はもっぱら角質層でおこなわれています。**角質層の水分が失われて乾燥すると、ヒビが入って、一部はめくれ、はがれてしまいます。干ばつでひび割れた大地のようなイメージです。

この皮膚のバリアが壊れる、つまり**角質層がはがれると、外からの刺激を受けやすくなります。**もともと刺激に反応しやすい敏感肌は、そこでトラブルを起こしてしまいます。

健康な皮膚をつくることは、保湿をきちんとすることにほかなりません。

「保湿なんて、そんなたいそうなことではなく、日ごろやっている簡単なことでは？」と思われがちですが、じつは奥が深い話なのです。日々のケアの考え方の基本になるので、仕組みからしっかり見ていきましょう。

角質層でおこなわれる保湿の仕組み

先ほどもふれたとおり、保湿は表皮のいちばん上にある角質層がになっています。

角質層の細胞はすでに死んでいると書きましたが、何もせず、ただはがれ落ちるのを待っているアカではありません。次の3つの仕組みをたくみに組み合わせて、保湿をしています。

①細胞の中にある天然保湿因子《いんし》（アミノ酸、尿素《にょうそ》、乳酸）が水分子（H_2O）をつかまえる
②細胞の外にあるセラミドが水分子をつかまえる
③皮膚表面の皮脂膜が、水分が飛ぶのを防ぐ

①の仕組み「細胞の中にある天然保湿因子（アミノ酸、尿素、乳酸）が水分子をつかまえる」から順番に説明しましょう。

角質細胞の中には、「アミノ酸」「尿素」「乳酸」といった「天然保湿因子」が含まれています。天然保湿因子は「NMF（Natural Moisturizing Factor）」とも呼ばれます。その名のとおり、これらはもともと水をため込む性質をそなえています。

皮膚がターンオーバーする際、表皮細胞は下から上へ変化しながら皮表に上がっていくのが新陳代謝でした。このターンオーバーの過程で、表皮細胞の中の主要なタンパク質である「ケラチン」が分解して、アミノ酸になります。

つまり、分解しきった最終形のアミノ酸が角質層にあるわけですが、このアミノ酸には「親水性」という大きな特徴があります。簡単にいうと、水と相性がいいということ。アミノ酸は水分子を引きつけ、水をつかまえたらガチッと抱えて離しません。このときの結合の仕方を「共有結合」といい、とても強い結合です。

尿素や乳酸も、同じく新陳代謝の結果としてできたものです。これらも同様に、水分子を抱える性質を持っています。

②の仕組み「細胞の外にあるセラミドが水分子をつかまえる」には、角質細胞と角質細胞の間にあって「のり」のようにくっつけているものが関係しています。レンガとレンガをくっつけるセメントのようなイメージです。

この役割を果たしているのは、おもに「セラミド」という「細胞間脂質《さいぼうかんししつ》」。セラミド分子も水分子をたくさん抱え込む性質があるのです。

③の仕組み「皮膚表面の皮脂膜が、水分が飛ぶのを防ぐ」とは、皮膚の表面を覆っている皮脂が重要ということです。

毛の1本1本についている皮脂腺からは皮脂が分泌されています。皮脂が毛穴から外へ出て、皮膚表面を膜のように覆っているのが「皮脂膜」です。

この皮脂膜が皮膚の表面をいわばコーティングして、水分が飛ばないようにしています。同時に、皮膚にツヤを与えています。

角質層のこれら3つの働きで保湿ができ、皮膚は乾燥せず、うるおいを保っていられるのです。

洗いすぎで皮膚の保湿力が落ちる

しかし、保湿の仕組みは何があってもビクともしないわけではありません。それどころか、角質層は0・02ミリの厚さしかないうすい部分なので、かなり繊細です。

保湿の仕組みが壊れるのは、どういう原因によるのでしょうか？

もっともダメージを与えるのは「洗いすぎ」です。

どういうことかというと、石鹸やボディソープには「界面活性剤《かいめんかっせいざい》」が含まれています。

界面活性剤は界面、つまり物質の境の面に働きかけます。「水と油」という言い方のとおり、水と油は界面で接しても、性質が違うので、そのままでは混じり合いません。

界面活性剤の分子は水に混じりやすい部分（親水基《しんすいき》）と油に混じりやすい部分（親油《しんゆ》

基《き》）を持っているので、反発し合っている界面で水と油の間を取り持ち、混ぜ合わせます。石鹸やボディソープはそうやって油分を皮膚表面から引きはがします。

ということは、**界面活性剤入りの石鹸やボディソープで体を一生懸命に洗うと、まず皮脂膜の「脂」が奪われてしまいます。**

皮脂膜のコーティングがなくなると、その下にあった細胞間脂質の**セラミドもむき出しになり、やはり脂なので界面活性剤によって溶け出します。**

皮脂膜と細胞間脂質がなくなった結果、皮膚が水分をため込む力、つまり保湿力は大きく落ち込んでしまいます。だから洗いすぎは問題なのです。

お風呂につかるかシャワーだけで十分

現代の日本人はとても清潔好きです。けっして悪いことではありませんが、じつは皮膚はそんなに洗わなくていいのです。

タモリさんや福山雅治さんが「お風呂に入るときは石鹸もボディソープも使わず、手で体をなでるだけ」と話題になったことがありました。「タモリ式入浴法」といわれているそうですが、その入浴法は皮膚のためには大正解です。

なかなか信じてもらえないのですが、**毎日石鹸やボディソープをつけて洗ってもいいのは、わきの下と股間《こかん》くらいでしょう。**そういう毛が生えているところには、「アポクリン腺《せん》」という臭いのある汗が出る特殊な「汗腺」があるからです。これは動物がセックスアピールする機能の名残《なごり》と考えられています（なお、汗腺には2種類あって、全身にあるのは「エクリン腺」。こちらから出るのが通常の汗です）。

でも、**わきの下や股間を洗うにしても、石鹸やボディソープは少量で十分です。**髪を洗ったシャンプーの洗い流しですすぐくらいでもかまいません。

それ以外のところはお風呂につかるか、シャワーを浴びるだけでいいのです。それでもアカがたまったり、臭くなったりすることはないので、心配しなくても大丈夫です。

なにしろ角質層からはがれ落ちる角質は、０・０２ミリよりもさらに薄く、小さいものなのです。ナイロンタオルでゴシゴシこするなど、もってのほかです。

乾燥肌と脂性肌という個人差

もっとも、これまでお話ししてきたことには、個人差があります。

皮脂膜がもともと厚い「脂性《しせい》肌」であれば、多少皮脂膜が落ちても、肌の保湿力はまだ

残っていると考えられるからです。

しかし、この本を読んでいるのは、皮膚の悩みを持つ方、あるいは身近な人の皮膚の悩みをなんとかしてあげたいと思っている方でしょう。そういう人の皮膚はたいてい皮脂膜が薄い「乾燥肌」。ですから、保湿はことさら重要な問題です。

肌の乾燥が進むと「皮脂欠乏性湿疹《ひしけつぼうせいしっしん》」になることもあります。皮膚がカサカサして、粉《こ》をふいたようになり、赤いポツポツができます。かゆいのでついつい掻《か》いてしまって、傷になってしまうこともあります。特に冬のあいだに多い症状です。

皮脂欠乏性湿疹そのものは重い病気ではありませんが、掻きすぎて傷になって、そこから細菌やウイルスが侵入すると、肌のさまざまなトラブルにつながります。

クレンジングは皮脂膜もセラミドも落とす

化粧を落とすためのクレンジングも皮膚を傷《いた》める原因になります。

化粧品はもともと油性。そうでなければ皮膚の上にとどまっていられません。つまり、クレンジングは油性成分を落とすようにつくられていることになります。

化粧品の油性成分を強く落とそうとすれば、保湿をしている皮脂膜も細胞間脂質のセラ

ミドも一緒に落ちてしまいます。

オイルクレンジングでも同じことです。「浮かせて取るから肌にやさしい」というと、肌を傷めないように聞こえますが、**化粧品の油分にオイルをなじませるときには、皮脂膜もセラミドも一緒に持っていかれてしまいます。**

皮膚表面を保護するコーティングがはがれれば、刺激や乾燥が表皮を直撃してしまいます。

アドバイス　ビタミンBで体の内側から保湿力を高める

保湿のバリアが壊れる原因がわかったところで、今度は対策を立てていきましょう。**保湿対策としていちばん大事なことは**、これまでの説明からも予想がつくと思いますが、**とにかく「洗いすぎない」ことです。**前にもいいましたが、少し「ずぼら」なくらいがちょうどいいのです。

それに合わせて大切なのは、**ビタミンB_2とB_6を積極的に摂《と》ることです。**これは私自身も実践しています。

これらのビタミンは皮脂腺から出る皮脂をサラサラにすると同時に、良質なアミノ酸をつくります。皮脂がネバネバするのはビタミン不足。サラサラになれば、毛穴に詰まることもなく皮膚表面へ出やすくなり、よい皮脂膜ができ肌にツヤが出ます。

角質内のアミノ酸などの天然保湿因子は、「天然」という言葉が示すとおり、外からつけて補うことはできません。ですから、ビタミンB_2とB_6をしっかり摂って、体内からアミノ酸の質をよくすることが大事なのです。

栄養バランスのよい食事で取り入れることが理想的です。ビタミンB_2とB_6が多く含まれている食品をここでまとめておきます。

〈ビタミンB_2が豊富な食品〉

牛・豚・鶏のレバー、海藻、サバなどの青魚、ウナギ、納豆、卵、牛乳、チーズなど

〈ビタミンB_6が豊富な食品〉

ニンニク、バナナ、鶏のササミ、牛・豚・鶏のレバー、マグロ、カツオなど

ただし、これらのビタミンは一度に大量に食べても体内で蓄積されるものではありません。ということは、つねに摂取を心がけなければならないというわけです。

さすがにそれはちょっと大変なので、**「チョコラBB」などのビタミンB_2、B_6のサプリメントを飲む**のもある程度効果はあるかもしれません。

また、体内のビタミンが壊れないようにするには、寝不足にならない、不規則な生活をしない、深酒や喫煙をしないなど、生活習慣にも気をつけましょう。

飲酒と喫煙では、喫煙のほうが圧倒的に皮膚に悪い影響を与えます。皮膚を老化させる外的要因のトップ2は紫外線、そしてタバコです。

アドバイス 保湿剤はセラミド入りがおすすめ

皮膚がカサカサしたり粉《こ》をふいたりして乾燥気味だなと思ったら、入浴後にクリーム、ローション、乳液などの保湿剤を塗ると、カサカサしてかゆいのはかなりおさまります。

保湿剤はセラミドが配合されているものがいいでしょう。

角質細胞内にある天然保湿因子と異なり、**セラミドは角質層の細胞と細胞の間、つまり細胞の外にあるものなので、ある程度は外から補うことができる**のです。

市販品もいろいろ出ており、セラミドの前駆《ぜんく》体《たい》が配合されている「セタフィル」などはおすすめです。

ただし、市販のクリームや化粧品には香料やさまざまな添加物が含まれているので、肌の敏感な方は皮膚科でシンプルな保湿剤（「ヒルドイド」など）を処方してもらったほうが無難です。

ほかには、**ワセリンも安心して使えて便利**です。人工の皮脂膜をつくることができるので、乾燥肌の人であれば、補強の意味で役に立ちます。

なお、**ワセリンは皮膚の中に浸透するものではなく、表面をラップするものです**。分厚く塗る必要はなく、薄くのばして塗れば十分です。唇が乾くときにもいいでしょう。

冬は外気が乾いて皮膚も乾燥しがちです。**皮膚は湿度が50～55パーセントあると乾燥しにくい**ので、加湿器などで50パーセント以上に保つようにするといいでしょう。

アドバイス　化粧やクレンジングをやめてみる

皮膚のさまざまな仕組みがわかったうえで、冷静に考えてみると、化粧をしてクレンジングで落とし、化粧水や乳液で〝スキンケア〟をするという行為は、皮膚のためになっているのかどうか、疑問に思われてくるのではないでしょうか。

これまで見てきたとおり、クレンジングは化粧とともに皮脂膜やセラミドも一緒に落として、角質層のバリアを破壊していることになります。
また、基礎化粧品によるスキンケアといっても、人工の水分・油分には後述する皮膚常在菌《じょうざいきん》はいません。健康な皮膚をつくる皮膚常在菌は皮脂膜にすんでいるからです。

皮膚専門医の立場からいうと、**「塗って落とす」のくり返しがいちばん皮膚の負担になります。**顔の化粧もそうですし、いま流行りのネイルもそうです。いわば、セロハンテープを貼ってはがす行為をくり返しているようなものだからです。

ときどき、「爪がボロボロになっちゃったんですが……」と駆け込んでくる人もいます。マニキュアに関しては、除光液が爪のエナメル質をこわすため、塗るなら塗りっぱなしにしたほうがまだマシです。

最近は「化粧やクレンジングはしないほうがいい」という呼びかけが、あちこちで聞こえるようになりました。おおいに納得できる話です。

皮膚の調子がわるく、乾燥や肌荒れがつづくようでしたら、化粧やクレンジングを一時的にやめてみてはいかがでしょう。皮膚への負担がかなり軽減されます。

アドバイス 角質除去は百害あって一利なし

「肌のくすみやガサガサは古い角質が残っているから」「古い角質が残っているとターンオーバーをさまたげる」などといわれているようで、そのためにピーリングなどの角質除去が流行っていると聞きます。

皮膚のバリアであり、保湿をになっている角質をむりやり取るのは、バリアを壊すことです。古い角質を削って一時的にきれいになったように見えても、長期的に見れば皮膚を傷めることになります（ただし、角栓をともなうニキビの治療で、「ディフェリンゲル」というピーリングに近い治療薬はあります）。

対症療法的なケアでなく、皮膚の基本に立ち返り、根本的なケアをすることをおすすめします。

皮膚は免疫力を発揮している

皮膚が持っている自己防御システム

ここからは皮膚の役割の２つめ、皮膚は「免疫《めんえき》的なバリア」になっているという話をします。

「皮膚が免疫のバリアになっている」といわれても、ピンとこない人も多いでしょう。「免疫」という言葉は知っていても、皮膚とはなかなか結びつかないのではないかと思います。

じつは、**皮膚の免疫学的な役割は、ここ10年くらいでわかってきたこと**なのです。この働きは体全体の健康とも大いに関係しています。

皮膚の免疫学的な役割を見ていく前に、「免疫とは何か」ということを簡単にまとめておきましょう。

「免疫力」という言葉は日常会話でもよく使われるようになりました。

ちょっと周囲を見回しただけでも「免疫力を上げる食材」「免疫力を上げるツボ」「免疫力を上げるヨーグルト」……。「免疫力を上げる」ことは多くの人が意識しています。

こんな会話もよく耳にするでしょう。

「最近、すぐに風邪《かぜ》をひくんだ」

「免疫力が落ちてるんじゃないの」

この場合、「免疫力」は「抵抗力」「防御《ぼうぎょ》力」の意味で使われています。免疫力があれば、疲れにくいし、風邪もひかず、病原体やウイルスに負けたりしないのです。

もう少し厳密に「免疫」を定義すると、免疫とは、読んで字のとおり、「疫病《えきびょう》を免れる」仕組みのこと。つまり、細菌やウイルスなどの有害な物質が自分の体内に入り込むのを防いだり、入ってきたものを撃退したりして、自己を守り健康を維持する防御システムということになります。

病原体の侵入をパトロールするリンパ球

免疫のシステムはだれもが生まれながらにして持っていて、つねに活発に動いています。その免疫システムをになっているのは「白血球」です。白血球とは血液を構成する成分のひとつで、その役割から「免疫細胞」とも呼ばれます。

血液検査で「白血球の値《あたい》が低い」といわれたら、一般的には体の防御力、つまり免疫力が下がっている警告《けいこく》ということです。

白血球にはいくつか種類があり、そのうちもっとも重要な役割を担当しているのは「リンパ球」。「リンパマッサージ」などで聞くあの「リンパ」です。

リンパ球はまず動脈を通って全身をめぐります。毛細血管から組織にしみ出た一部のリンパ球はリンパ管を通り、今度は末梢《まっしょう》から中枢《ちゅうすう》へ向かい、最終的に大静脈に合流します。

リンパ球は、このリンパ管のところどころにある節目「リンパ節」を巡回して、ウイルスや細菌といった病原体が侵入したという情報がないか、つねに目を光らせています。

つまり、リンパ節は免疫の司令塔ということができます。病原体に関する情報を受け取る場であり、有害な物質が入ってきたときには戦いの場になることもあります。

リンパ節は1〜20ミリくらいの大きさの豆状の器官で全身に約600個あります。特に多く集まっているのは首、わきの下、ひじ、ひざ、足のつけ根などです。

よく「風邪で首筋のリンパ節が腫《は》れた」などといいますが、これは病原体に対抗して、リンパ節で戦いが開始されているわけです。

外敵の侵入を察知して攻撃する仕組み

では、皮膚の免疫反応はどのように起こっているのでしょうか？　76ページの図2を見てください。

全身のさまざまな組織には、免疫反応のきっかけとなる「樹状《じゅじょう》細胞」というものがいて、表皮にいるものを特に「ランゲルハンス細胞」と呼びます。

皮膚や粘膜の外側から外敵である細菌やウイルス（抗原）が侵入してくると、表皮にいるランゲルハンス細胞が、その長くのびた手で敵の弱点を見つけて、リンパ節に知らせにいきます（これを抗原提示という）。

表皮を離れて、リンパ管の中を通り、リンパ節にすすっとご注進にあがります。そこで「変なやつが来ました！」とリンパ球に訴える、忍者みたいなすばしっこい細胞です。

ちなみに、私がアメリカ国立衛生研究所に留学していたときに研究していたのがこのランゲルハンス細胞。そういうこともあって、とても愛着があるのです。

話を戻しましょう。ランゲルハンス細胞がリンパ節に報告にいくと、リンパ節を巡回中のリンパ球が「おお、そうか、わかった」とばかりに反応し、活性化します。

ここで活性化するのは、リンパ球のなかでも「T細胞」という種類です。

T細胞は免疫の司令塔であるリンパ節の中で最高司令官のような役割をしており、ランゲルハンス細胞が運んできた情報の内容を確認して、部下の免疫細胞（B細胞）に、外敵（抗原）を攻撃するよう指示を出します。その指示は、細胞間の情報伝達をになう「サイトカイン」というタンパク質によって伝わります。

T細胞からの攻撃指令を受けたB細胞は、「抗体」（生体内に抗原が侵入したとき、それ

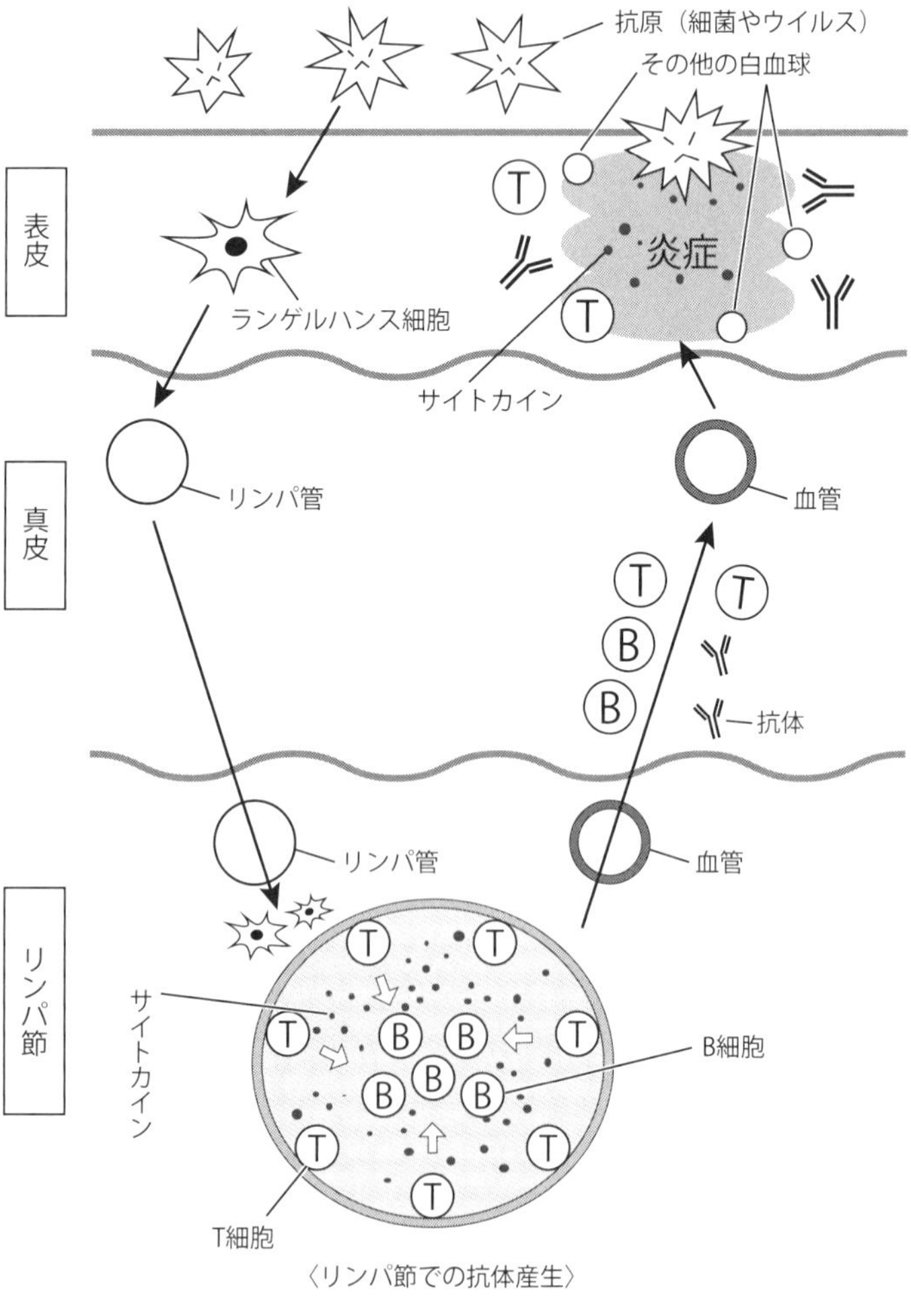

図2　皮膚（粘膜）での免疫応答システム

に対応して生成され、その抗原に対してのみ反応するタンパク質）をつくり、体内に侵入しようとしている抗原に向けて放出します。さらにその他の白血球も活性化して抗原を取り囲み、攻撃にかかります。

これが外敵に対する生体の防御反応、すなわち免疫反応であり、それが繰り広げられている戦場が、いわゆる「炎症」なのです。

アレルギーはＴ細胞の判断ミス

ここで、Ｔ細胞が正しい判断をして、免疫機能が正しく働けば、健康が維持されるのですが、**ときにＴ細胞は判断を誤って暴走することがあります。**

最高司令官のＴ細胞を「ヘルパーＴ細胞」と呼びますが、これには２種類あります。正常の免疫を統括する「ヘルパーＴ細胞（Ｔｈ１）」とアレルギー反応へと暴走させる「ヘルパーＴ細胞（Ｔｈ２）」です。衛生環境の変化、ストレス、大気中や食物中の化学物質などの免疫を変調させる物質（第５章参照）の影響を受けると、Ｔｈ１細胞の働きが弱まり、反対にＴｈ２細胞が活性化されます。これこそがアレルギーと呼ばれるものです。

免疫の基本は「自己」と「非自己」、つまり「自分」と「自分以外のもの」を判断することです。「自分にとって害のないもの」と「自分にとって害のあるもの」も見分けます。

ところが、現代の清潔すぎる環境や抗生物質の乱用、さらに空気中や食品中にまで存在するたくさんの化学物質のせいで、T細胞はかなり混乱し、正しい判断ができなくなる事態が増えています。

その結果、**本来は「自分にとって害のないもの」、たとえば花粉やダニの死骸などにも攻撃命令を出してしまうのです。**

つぎつぎと明らかになる皮膚の免疫活動

さらに興味深いことに、T細胞の一部は血管から皮膚に移動してきて、そのまま真皮の中にとどまります。皮膚はそれだけ外敵にさらされる機会が多いので、最前線でそなえようというわけです。

免疫細胞たちは血液やリンパの流れにのって体じゅうをめぐって外敵を捜しているのですが、**皮膚には、血液中にいるT細胞のなんと2倍の数のT細胞がいるのです。**

また、そのT細胞と情報交換をするための伝達物質を「サイトカイン」といい、それが表皮細胞でもつくられていることも明らかになりました。

サイトカインにはさまざまな種類があり、白血球が免疫反応をはじめるときに出すシグナルです。それと同じものを表皮細胞がつくっている。つまり、表皮細胞も血液中の免疫細胞と同じように免疫反応をつかさどっているのです。**表皮細胞が白血球に匹敵《ひってき》するくらいの免疫細胞**だったという事実、これは驚きです。

そのほかにもつい最近わかったことがあります。白血球のひとつである「単球」、これは骨髄《こつずい》でつくられる免疫細胞で、リンパ球などと同じく体内を移動しているのですが、単球が皮膚に移動してくるときは毛根から駆け上がってくるというのです。そうして、表皮に常駐したもの、これがランゲルハンス細胞になるのです。

毛根から免疫細胞が駆け上がってくる……、ちょっと不思議な感じがしませんか。

ランゲルハンス細胞が外敵の情報を受けて免疫反応のきっかけとなったり、常駐するT細胞が皮膚には血中の2倍もいたり、表皮細胞が免疫反応のシグナルを出したり……と、さまざまな免疫システムの働きが皮膚を舞台におこなわれています。

こうしたことから、皮膚は人間の体において、物理的バリアだけでなく、免疫的バリアにもなっている「免疫臓器」であると考えられるようになったのです。

さらに、ランゲルハンス細胞については近年、皮膚老化を抑制する働きがあることも発見されています。表皮細胞に紫外線などの物理的ストレスが加わったとき、それを鎮静化させる酵素《こうそ》を分泌して、炎症が起こるのを防ぐというものです。

外界との境界をつくっているだけというイメージを持たれやすい皮膚ですが、じつは想像以上に重要な仕事をして、私たちの健康を守ってくれているのです。

アドバイス **皮膚に食品を塗らない**

皮膚や粘膜にある免疫システムが誤作動して起きるのがアレルギーです。それに関連して、ひとつ覚えておいてほしいのは、**「食品をやたらと皮膚につけないほうがいい」**ということです。

古くはきゅうりやレモン、最近では日本酒、酒粕、塩麹《しおこうじ》、小麦粉など、食品を使って顔や手などのパックを手づくりしている方が結構いるようです。美白や肌がきれいになる、引き締まるといった効果をねらっていると聞きます。

第1章で述べた勘違いのひとつ「天然由来成分の製品のほうが安心」と感じる方が、化粧品に配合されている化学物質を避けて「口に入れても大丈夫な食べ物なら、皮膚に塗っても安心なはず」と考えているのかもしれません。

しかし、食品を顔に塗ると「経皮感作《けいひかんさ》」が起こりやすくなってしまいます。くわしくは第５章で説明しますが、皮膚の免疫システムがその食品を外敵として認識し、全身性のアレルギーに拡大してしまう可能性があるのです。

ただ、この反応には個人差がありますから、何をつけても塗っても平気な人もいます。一概にはいえませんが、皮膚科専門医としては、アレルギー体質の方にはおすすめできません。

皮膚では常在菌が活躍している

「弱酸性」の皮膚をつくる常在菌

皮膚の健康に関して最近明らかになったことをもうひとつ紹介しましょう。これは非常に興味深い発見で、やはり日々の皮膚のケアにも大いに関係があるので、ぜひ理解しておいてください。

それは、皮膚には「常在菌《じょうざいきん》」の叢《そう》（フローラ）があるということです。

「善玉菌《ぜんだま》」「悪玉菌《あくだま》」「日和見菌《ひよりみ》」という言葉は最近よく見たり、聞いたりするのではないでしょうか。

「それは腸《ちょう》の話では?」と思われるかもしれません。たしかに腸の話が有名です。ヨーグルトのパッケージに書かれているものもありますね。

ところが最近、皮膚にも常在菌がいて、そのなかに善玉菌、悪玉菌、日和見菌がいることもわかってきたのです。

人体の常在菌に関しては研究がめまぐるしく発展している分野で、人体にはヒトの細胞数より多くの細菌がいるともいわれます。皮膚の常在菌も腸の常在菌と同様に、多種多様なものがいるのです。

そして**皮膚を健康な状態に保つのに常在菌が重要な役割を果たしている**。まさに腸の話と同じです。

健康な皮膚は、pH《ペーハー》6の状態にあります。

pHと聞くと、リトマス試験紙を使った実験を思い出す人も多いかもしれません。水溶液の性質をあらわす単位で、1〜14まであり、7が中性で、それより数値が小さいと酸性、大きいとアルカリ性です。

そのなかで、**健康的な皮膚とされるpH６は弱酸性で、病原菌の繁殖《はんしょく》を抑えるのにちょうどいい環境をつくります。**参考までに、胃酸はpH１・５〜２、汗はpH７〜８です。「肌にやさしい弱酸性」をうたったボディソープや洗顔料があるのは、皮膚と同じ性質ということをアピールしているわけです。

皮脂膜をつくる善玉菌、アルカリ肌にはびこる悪玉菌

皮膚の常在菌は、正確には皮膚表面をおおう最外層である皮脂膜の中にすんでいます。保湿の話のなかで出てきた、あの皮脂膜です。**肌を健康的な弱酸性に保つには、常在菌の善玉菌と悪玉菌と日和見菌がバランスよく存在することが大切です。**

皮膚にいるおもな常在菌としては次のものが有名です。

・表皮ブドウ球菌（皮脂膜をつくる善玉菌）
・アクネ菌（皮膚を弱酸性に保つ働きもあるがニキビもつくる日和見菌）
・黄色ブドウ球菌（アトピー肌に多くいる悪玉菌）
・マラセチア菌（肌荒れの原因となる悪玉菌）

まずトップバッターの「表皮ブドウ球菌」。

表皮ブドウ球菌は、皮脂腺から出る「トリグリセライド」という脂肪を「グリセリン」と「脂肪酸《しぼうさん》」に分解します。このグリセリンこそが皮脂膜になります。つまり、**皮脂膜をつくっているのは表皮ブドウ球菌**なのです。

一方の脂肪酸は皮膚を弱酸性に保ち、さらに「抗菌ペプチド」をつくり出して、悪玉菌の繁殖を防ぎます。

「アクネ菌」は周囲の環境により善玉にも悪玉にもなる日和見菌です。アクネ菌というと、ニキビの原因となる悪者のように思われていますが、毛穴で増殖《ぞうしょく》しなければ善玉としても働きます。アクネ菌も皮脂を分解し脂肪酸をつくり出して、皮膚の表面を弱酸性に保ちます。

一方、悪玉菌としては、「黄色ブドウ球菌」と「マラセチア菌」がいます。マラセチア菌はカビ（真菌《しんきん》）の一種です。顔にカビがいると聞くと、ちょっとギョッとするかもしれませんね。

これらの悪玉菌が増えるとアトピーが悪化したり、炎症《えんしょう》が起きたり、傷が治りにくくなったりします。悪玉菌は皮膚がアルカリ性になるとはびこります。

アドバイス　常在菌をむやみに洗い流さない

では、常在菌のバランスをととのえ、弱酸性の健康な状態を維持するためには、どのようにすればいいのでしょうか？

ここでも基本は、とにかく「洗いすぎない」ことです。

これまでは、保湿のバリアを壊すので洗いすぎはいけないといってきましたが、それだけではなく、**洗いすぎると、同時に大切な常在菌まで落としてしまう**のです。

「ボディソープと石鹸、どちらが皮膚にいいですか」と聞かれることがありますが、大事なのは何を使うかではなく「洗いすぎない」ということです。

第１章であげた「天然由来成分」「無添加」「植物性」と同じで、**「弱酸性」という言葉だけで判断しないよう気をつけましょう。**

アドバイス　運動で悪玉菌の繁殖を防ぐ

あまり注目されないことなのですが、皮膚の状態を弱酸性のよい状態に維持するには、

適度な運動をして、汗をかくことが大いに役立ちます。

運動を習慣にしている人がかく汗はサラサラしています。それに対して、運動不足の人がかく汗はベタベタしています。ひさしぶりに運動したときなど、汗が臭くて、皮膚にまとわりつくような重い感じがしませんか。思い当たる方もいるでしょう。

なぜそのような汗になるかというと、汗をかき慣れていないと、汗腺の機能が正しく働かずに、ナトリウム、カリウム、カルシウム、マグネシウムといった塩分が汗と一緒にたくさん出てしまうからです。

それらの塩分は皮膚の表面をアルカリ性にしてしまうため、黄色ブドウ球菌やマラセチア菌といった悪玉菌がはびこりやすくなります。アルカリ性は悪玉菌が大好きな環境だからです。

運動不足で塩分の多い汗をかく人の皮膚が荒れやすいのは、ここに原因があります。日ごろから運動して汗をかいていれば、適度な皮脂膜がつくられます。皮膚の乾燥を防ぎ、善玉菌向きの弱酸性の皮膚環境をつくることができるのです。

アドバイス　ストレス性の皮膚トラブルを改善

適度な運動はストレス軽減という面からも皮膚によい効果をもたらします。**ストレスは、免疫細胞のバランスを崩し、アレルギーを起こしやすくします。**また、交感神経を興奮させ、老化をうながす活性酸素をつくり出します。

その結果、じんましん、ニキビ、アトピー性皮膚炎、円形脱毛症など、さまざまな皮膚のトラブルが生じてしまうのです。

それに加えて、ちょっとした刺激を受けただけでも強いかゆみを感じ、搔《か》かずにはいられないことが多くなります。不安やイライラがたまると、無意識のうちに搔いてしまうという人もいるでしょう。そこで搔くとさらにかゆみが増し、皮膚をどんどん傷つけてしまうのです。

現代の生活ではストレスの原因そのものを完全に除去するのは困難かもしれません。せめて、有酸素運動を習慣にして、ストレスをコントロールしたいものです。

アドバイス　有酸素運動でアレルギーが起きにくくなる

有酸素運動というのは、息が切れるか切れないかくらいの強度で、ある程度長時間つづけられる運動のことです。ウォーキング、ジョギング、エアロビクス、サイクリング、水泳などがありますが、**手軽に生活に取り入れるには、早足で30分以上歩くのでもいいでしょう。**

ストレスを感じているときは、交感神経と副交感神経からなる自律神経のうち、交感神経が優位になって活動しています。イライラしたり、嫌なことを押しつけられて血圧が上がったり、心臓がドキドキしたり、青ざめたり冷や汗が出たりしているときは、その状態になっています。

そういう状態を脱して、**副交感神経を優位にするには有酸素運動がいちばん**です。逆に、100メートルダッシュなどは交感神経を優位にしてしまうので向いていません。

それほど激しくなく、よけいなことは考えられない程度の運動がいいのです。そうすると、交感神経の興奮状態は徐々におさまって、気持ちが安静に向かいます。イライラしたり悩んでいたことが、少し体を動かしたらスッキリする、という経験は、多くの方が持っているでしょう。

そうしたときは、皮膚の免疫にもよい効果が及んでいます。**副交感神経が優位になると、アレルギーを起きにくくするスイッチが入る**のです。

私自身も有酸素運動は習慣にしており、週に2回、スポーツクラブで6キロから7キロ走っています。

正直にいうと、出かける前はやっぱり億劫《おっくう》なんですが、それでも行って、走って、終わってストレッチをしているころには、気分もスッキリして、「今日もいい汗をかいたな」「やっぱり行ってよかった」という達成感が湧いてきます。こういう精神的な影響は、皮膚にはとても大切だと実感しています。

コラーゲンはなぜ効かないか

コラーゲンはどこで何をしている？

ここまで、皮膚の仕組みと、それに基づくケアの仕方について説明してきました。保湿も常在菌も、おもに皮膚の表皮の話です。では、真皮についてはどうでしょうか。

真皮のケアといえば、すぐに出てくる話がコラーゲン。最近ではエラスチン、ヒアルロン酸などの名前もよく聞かれます。

ここで、もう一度コラーゲンを取り上げましょう。すっかり人気が定着した感がありますが、その効果については長く議論がつづいています。

また、これを読めば、皮膚の基礎的な知識をもとに情報のウソ・ホントを見分ける考え方もわかっていただけるでしょう。

「コラーゲン配合の保湿クリーム」「コラーゲンたっぷりのフカヒレ鍋でお肌をプルプルに」などと聞くと、保湿にプラスになったり、皮膚のハリを取り戻せたりできそうですが、残念ながら、それは期待できないと第1章で述べました。

その説明をする前に、そもそも、コラーゲンとは何かを思い出しておきましょう。

コラーゲンというと皮膚の話と思われがちですが、じつは人間の体のあらゆる部分に存在しているタンパク質です。いろいろな臓器でその形状を保つための骨組みの役割をはたす構造タンパク質で、なんと、体内に存在しているタンパク質の約30パーセントを占めるほどです。

そして、体内のコラーゲンの40パーセントは皮膚、20パーセントは骨に集まっています。高齢者に多い骨粗鬆症《こつそしょうしょう》は、加齢とともに骨の中のコラーゲンが減少したり劣化《れっか》したりして骨のしなやかな構造が失われることも、原因のひとつと考えられています。

皮膚においては、表皮の下の真皮の中にあります。

この**真皮は約90パーセントがコラーゲンでできています。**ほかに真皮に含まれているのは、エラスチンやヒアルロン酸などです。

コラーゲンはエラスチンと一緒になって、皮膚の形状や弾力をつくっています。皮膚のハリやシワという場合、舞台となるのは表皮ではなく、真皮のことなのです。

塗っても皮膚を通り抜けないのは「分子量」の問題

では、コラーゲンを塗っても食べても、真皮において期待されるような効果が上がらないのはなぜでしょうか？

まず、塗った場合を考えます。どうしてその分が増えないかというと、単純に「真皮に届かないから」です。

皮膚を通り抜ける大きさの境目は「分子量５００」です。

分子量というのは、その分子を構成している原子の合計で求められます。たとえばH_2O（水）はＨ（水素）が２つ、Ｏ（酸素）が１つくっついてできています。そして、Ｈ（水素）の原子量は１、Ｏ（酸素）の原子量は16です。そうすると水の分子量は、１×２＋16＝18ということになります。

そうすると、水は500よりはるかに小さいので皮膚を楽々通り抜けます。

汗をかいたら水分に塩化カリウムやナトリウムが出てきますが、そういったものも500よりずっと小さいので通り抜けます。ステロイドの軟膏《なんこう》は500ギリギリくらいで通り抜けます。

でも、**コラーゲンは何十万という分子量なので、大きすぎて通りません。**

コラーゲンを塗っても皮膚の上に付着するだけ、あるいは多少入ったとしても、傷ついた皮膚のバリアがはがれたところ、つまり角質層内にしみる程度。

真皮に入り込んで、皮膚が本来持つ弾力性を補ったり、よみがえらせたりすることはできないのです。

食べても再合成されないのは「酵素」の問題

では、食べても増えないのはなぜでしょうか。

食べてから真皮に届くまでにどれだけのステップがあるかを考えてみましょう。

まず、胃や十二指腸《じゅうにしちょう》から出る消化液によって、コラーゲンはペプチドやアミノ酸などに分解されます。次に、それらが小腸で吸収されます。そこでも腸壁に入るのは、分子量5

００以下の大きさになってからです。

それらが血流に入り、ようやく真皮にやってきます。すでにそのときには元のコラーゲンはバラバラのただの「パーツ」になっています。

それらのパーツが真皮に届いても、そこで元のコラーゲンに戻せるかというと、それはむずかしいといわざるをえません。

それは**年齢とともにコラーゲンを合成する酵素《こうそ》の力が弱くなっている**からです。工場に部品が届いても、組立工が働かないのと同じようなものです。

20歳くらいを境に、この合成酵素の力はどんどん落ちていきます。基本的に、新陳代謝は生まれてから下がる一方ですが、20歳くらいから下がり方が急激になります。

では、20歳まではどうなのかといえば、その年齢までなら合成酵素が活発に働いて、新陳代謝も盛んです。たとえ紫外線を浴びて真皮が傷ついても、すぐに再成するのでシミにもシワにもなりません。

皮膚の新陳代謝がいちばん盛んなのは赤ちゃんです。赤ちゃんがやけどをしても、すぐに治って、まったく跡が残らないことに驚く人もいるでしょう。傷の治りも子どものほうが圧倒的に早いものです。

真皮は表皮ほどには生まれ変わりません。だから一度紫外線で傷ついてしまうと、元へは戻りません。深いシワが取れないのは、そのためです。

注射の効果は一時的

シワを取るためのコラーゲン注射についてもふれておきましょう。

結論からいえば、**効果があったとしても一時的**です。

そもそもコラーゲンを皮膚に注射すると聞くと、「そんなことをして大丈夫なの？」と不安に思う人もいるかもしれません。でも、抗原性（免疫細胞が異物として認識する部分）をなくしてから入れているので、免疫学的には問題はありません。

たしかに、真皮の組織成分に近いものを注入するので一時的には膨《ふく》らんで、ふっくらしてハリが出て、シワも伸びたように見えるでしょう。でも**長く皮膚にとどまることはありません。**いずれ分解されなくなってしまいます。

そこで、コラーゲン注射をおこなっている美容クリニックでは「くり返し注入することで効果が持続します」「効果が切れてきましたね。では、また打ちましょう」などと、高価な注射を何度もくり返すのです。

これは一時しのぎの対症療法であって、原因療法ではありません。

そもそもコラーゲンは多いほどいいというわけではなく、質の問題です。コラーゲンを束ねているエラスチンとの相互関係も重要です。

ヒアルロン酸とエラスチンも同じ

真皮に含まれているコラーゲン以外の要素、ヒアルロン酸とエラスチンについても見ておきましょう。どちらもやはり化粧品の成分としてよく登場します。「肌にうるおいをもたらす」「ハリとツヤを与える」というような文言が定番です。

でも、これらもやはりコラーゲンと同じで、**分子量がきわめて大きいので塗っても真皮には入りませんし、食べてもコラーゲン同様です。**

ただし、これまでお話ししたことは、皮膚の構造から論理的に導き出される現実であって、コラーゲンやヒアルロン酸やエラスチンの入ったものを塗ったり食べたり飲んだりしても問題はありません。

それでもやはり原因療法の視点からいえば、皮膚の構造に基づいて、皮膚が物理的にも免疫学的にもバリアの役割を果たせるように、本来の力を発揮できるケアをすることのほうがおすすめです。

ただし、整形外科で治療として用いられる関節内へのヒアルロン酸注入は、老化で減少した関節内の潤滑《じゅんかつ》液を補充するという意味で、ある程度の効果が期待できます。

アドバイス **真皮と表皮の健康はつながっている**

真皮の健康は、基本的には表皮の健康を保つこととつながっています。表皮の物理的バリアが壊れれば、ダメージが真皮にも及んでしまうからです。

また、運動も大切です。真皮には栄養や水分を運ぶ血管が通っており、真皮だけでなく表皮にも届けています。

運動して血行がよくなれば、それだけ栄養や水分もたくさん運ばれ、表皮のターンオーバーをうながしてくれます。血流がいいところは、新陳代謝や再生能力が高くなるのです。

皮膚を健康にするセルフケア5原則

ここまで述べてきたことをおさらいすると、保湿対策は表皮（角質層）の水分を保つことです。そのためには角質を取りすぎない、健全な皮脂膜をつくるようにする、セラミド入りの保湿剤は効果あり、といったことがポイントです。

また、表皮には常在菌がいるので、そのバランスを維持することも大切です。

それらを踏まえて、日々のセルフケア５原則としてまとめました。

① 洗いすぎない
② ビタミンB_2とB_6を摂る（食事またはビタミン剤から）
③ 適度な運動（有酸素運動）で発汗をうながす
④ 生活習慣に気をつける（深酒、喫煙、寝不足などを避ける）
⑤ 紫外線を極力避ける

シンプルですが、これらを習慣化することで、皮膚は健康的に変わっていきます。

第3章　皮膚の悩みは原因療法で治す

今日はどうしましたか？

背中にポツポツができてかゆい？

赤ちゃんの頭にグジュグジュしたできものができている？

足の裏の皮がボロボロむける？

では、診《み》てみましょう！


クリニックでは毎日、このような会話が交わされています。

第2章でも説明したとおり、皮膚は頭のてっぺんから足の爪先まで覆っています。ですから、**皮膚科医は体のあらゆる部分を診ています。**

頭皮の症状でいえば、フケや脱毛で悩む患者さんがいる一方で、足の皮膚については、ウオノメが痛くて歩けない人、水虫がかゆくてたまらないという人もいます。

年齢もさまざまで、イボが増えてきたという90歳の患者さんもいれば、ニキビで悩む10

代、お母さんの腕の中で、おむつかぶれがかゆくてむずかる赤ちゃんもいます。

ここからは、そのような日々の診療から拾い上げた、よくある皮膚の悩みや疑問を取り上げます。

皮膚の症状は十人十色ですが、原因やどうしてそうなるのかという基本的な知識を知っていれば安心です。いざ皮膚科にかかったときも、医師の話を落ち着いて聞くことができますし、質問もしやすくなります。処方される薬のこともわかります。

予防のためにできることや、症状が出てから気をつけることも挙げますので、家庭でのケアに役立ててください。

アトピーとアレルギーについては第5章にまとめましたので、そちらをご覧ください。

湿疹・かぶれ・じんましん　……表皮の炎症と真皮の炎症

湿疹・かぶれは表皮で起きる炎症

皮膚症状をあらわす言葉で、よく使うけれど違いがはっきりわからないものの代表格は、

「湿疹」「かぶれ」「じんましん」の3つです。しょっちゅう出てくる言葉なので、ここで整理しておきましょう。

湿疹というのは「皮膚炎」のことで、「表皮」に炎症が起きることを指します。

かぶれというのは湿疹の一種で、専門用語でいえば「接触性皮膚炎」です。「接触性」という言葉が示すとおり、外界からの刺激で表皮に炎症が起きたものです。

原因になる刺激はじつにさまざまです。日用品をちょっと考えてみただけでも、洗剤、化粧品、整髪料、作業用手袋などのゴム製品、メガネやアクセサリーといった金属製品、ウルシやマンゴーといった食べ物など、かぶれを引き起こすものはかぎりなくあります。

虫刺されも、虫の毒に対するかぶれと考えることもできます。

かぶれには個人差があります。かぶれやすい人とかぶれにくい人がいます。それは、免《めん》疫《えき》力やアレルギーの反応が強いか弱いかの違いです。

じんましんは真皮で起きる炎症

じんましんは**「真皮」に起きる炎症**です。ポツポツとした虫さされに似た赤い点が出たり、地図状につながったり、みみず腫《ば》れになったりします。

じんましんの原因は、アレルギー性とヒスタミンの過剰摂取の２つに分けられます。

アレルギー性の場合は、おもにアレルギーを起こす食品を誤って、あるいは知らずに摂取したことにより引き起こされるもの。

ヒスタミンの過剰摂取の場合は、サバや蕎麦《そば》など、かゆみを引き起こす「ヒスタミン」という物質を多く含む食品を食べたことにより生じるものです。

いずれにしても、じんましんは血液中のヒスタミンが増えることからはじまります。

じんましんは数十分から数時間で消えることが多く、苦痛でなければ特に気にすることはありません。

ただし、じんましんでも重症の場合は命に関わることがあります。気管《きかん》や腸管《ちょうかん》でじんましんが起きたときです。

気管の入り口の粘膜《ねんまく》が炎症を起こすと、息苦しさを感じたり、呼吸困難になったりします。腸管で炎症を起こすと、下痢《げり》や嘔吐《おうと》、腹痛を起こすこともあります。このような場合は非常に危険なので、夜間でもすぐに病院に行ってください。

また、じんましんは原因が突き止められないケースもかなりの割合に上ります。そのなかには、**ストレスが関わっているものが少なくありません。**

ストレスがかかっている最中より、ストレスから解放された後、たとえば、仕事から帰ってお風呂に入ったときや布団に入ったときなど、体があたたまったときに出やすいものです。

こういうじんましんは毎日、決まったパターンでくり返すことがしばしばです。1ヵ月以上つづくものは慢性《まんせい》じんましんと診断されます。

炎症はとにかく冷やす

湿疹とかぶれは表皮、じんましんは真皮と起きる場所が異なりますが、ともに炎症を起こしている状態です。

炎症とは免疫細胞が自己防衛のためサイトカインなどの化学伝達物質を放出し、熱、赤み、腫れ、痛みなどの症状が起こること。**炎症反応に対しては、まずは冷やすのが基本です。**

冷やして悪くなる炎症はありません。あたためてよくなる炎症もありません。

湿疹もかぶれもじんましんもかゆみをともなうので、思わず掻《か》きたくなりますが、**掻けば間違いなく症状が悪化します。**また、掻くとさらにかゆくなるという悪循環におちいってしまいます。

冷やすのはかゆみを抑えるうえでも非常に有効です。温度を下げるとすべての酵素《こうそ》反応を抑制し、冷やすとかゆみの原因物質の活動も鈍くなるのです。なによりかゆみの閾値《いきち》を上げる（＝感じにくくする）ので、掻かなくてすみます。

それでもあまりキンキンに冷やしてはしもやけになってしまいます。保冷剤をタオルでくるんで使う程度にしましょう。患部に当ててちょっと我慢《がまん》していれば、かゆみはじき落ち着いてきます。

炎症にはステロイド、でもじんましんには×

原因がはっきりしている虫さされやかぶれなら、ステロイドを塗ると早くスッキリ治ります。

ステロイドは抗炎症剤としては大変すぐれています。**虫刺され、ウルシや化粧品かぶれ、それに初期のひどい日焼けなどにステロイドは高い効果を発揮します。**

一方、原因がはっきりしていない場合、慢性的に症状がつづいている場合は、検査をして、原因を突き止めることが先です。

じんましんの場合はステロイドを塗っても治りません。真皮でヒスタミンが増えることが原因なので、**抗ヒスタミン剤の飲み薬、あるいは注射がいちばん**です。

皮膚の症状には塗り薬というイメージがあるかもしれませんが、炎症を起こしている箇所が真皮なら、外から塗っても届きません。抗ヒスタミン剤の塗り薬もありますが、これはあくまで対症療法です。

抗ヒスタミン剤は眠くなるという理由で、飲み薬や注射を敬遠する患者さんもいます。そういう人のために、最近ではまったく眠くならない抗ヒスタミン内服薬もいくつかあります。

自律神経の失調、紫外線、温熱や寒冷刺激で引き起こされるコリン（作動）性じんましんは非常に治りにくく、原因も不明のものが多いため、抗コリン作用をあわせ持つ抗ヒスタミン剤を使用しますが、これらはしばしば治療に難渋《なんじゅう》するやっかいなじんましんです。

やはり、原因であるストレスそのものを軽減することも考えましょう。じんましんが出るほどのストレスはやはりつらいものです。

手湿疹は洗剤を見直す

水仕事の多い人が悩まされる手湿疹。主婦に多いので主婦湿疹ともいいます。もともと手のひらには皮脂腺《ひしせん》がなく、冬は乾燥しやすいため、手荒れがひどくなりがちです。親指や人差し指などよく使う指先から荒れていき、やがて表面にパックリと亀裂《きれつ》が入ります。炎症が内部で進むので、外からはわかりにくいのです。手のひら全体にかゆみをともなう小さなブツブツ（水疱《すいほう》）ができたり、乾燥してガサガサになったりするタイプもあります。

まずは**台所洗剤に直接ふれない、手袋をするなど、生活習慣から見直しましょう。指先**のマッサージなどで手の血行をよくするのも効果的です。

あせも・吹き出物・おでき・とびひ……ステロイドと抗生物質を使い分ける

見た目そっくり、薬は違うあせもと吹き出物

あせもと吹き出物は見た目がよく似ていて、慣れないと見きわめは結構困難です。

あせもは大量の汗をかいたとき、汗を出す汗腺《かんせん》が詰まって、汗がきちんと排出されず周囲に炎症を起こしている状態です。したがって、**汗腺の周囲にブツブツができます。**

できやすい場所は額《ひたい》、鼻のつけ根、首、足のつけ根、おむつの中、ひじの内側、ひざの裏側などです。

赤ちゃんや子どもに多いのは、体温調節がうまくできないからです。汗腺の数は大人も子どももほとんど変わらないのです。

一方、**吹き出物は**ニキビの小さいもので、毛穴に皮脂が詰まり、皮脂が正しく排出されずに、炎症を起こしている状態です。こちらは、**毛穴の周囲にブツブツができます。**

「吹き出物は大人のニキビ」と思われているようですが、吹き出物ができるのは大人だけではありません。子どもにもできます。

また、ポツンとひとつできるものだけでなく、ブツブツがたくさん広がってできることもあります。

治療法としては、**あせもには弱いステロイドが効き、吹き出物にはニキビと同じく、抗生物質**や前述のピーリング効果がある**「ディフェリンゲル」**、抗菌作用と角栓除去作用をあわせ持つ**「ベピオゲル」**（成分名「過酸化ベンゾイル」）**などが効きます。**見きわめを誤って**逆の薬を塗ると悪化します。**その判断は専門医でなければなかなかむずかしいので、皮膚科で診てもらったほうがいいでしょう。

吹き出物の中でもてっぺんに白い点（膿《うみ》）がみえるものを痤瘡《ざそう》（ニキビのこと）、ひどくなると「癤《せつ》」と呼ばれるものになります。

癤とはいわゆるおできのこと。おできになると痛みもあります。治療には抗生物質が必要となります。

なお、**抗生物質**は感染性の症状に使われ、**「細菌の繁殖《はんしょく》」を抑えるもの**です。耐性菌を増やさないため、初期はなるべく過酸化ベンゾイルなどで対処しますが、そこが**化膿して膿んできたら抗生物質を使わざるをえません。**

炎症と化膿は同じようなものと考えている人も多いかと思いますが、膿を持つ吹き出物は化膿性炎症という状態にあります。炎症した部分に化膿菌（黄色ブドウ球菌など）が加わって、単なる炎症とは別の症状になっているのです。

アクネ菌や黄色ブドウ球菌という細菌が繁殖していますから、この場合は**抗生物質を使**うわけです。

とびひは湿疹の掻きこわし

子どもに多いとびひは湿疹にばい菌がついている病気です。あせも、虫刺され、湿疹などを汚ない爪《つめ》で**掻きこわしたところに細菌が繁殖して起こる二次感染**です。つまり、病気が2つあることになります。火事の飛び火のように広がるので、この名前がついています。

大まかに分けると、とびひには2タイプあります。ひとつは湿疹やあせもをみずから掻きこわしてできるもの、もうひとつは他人のとびひの分泌《ぶんぴつ》液と接触してうつる子どもの伝染病として知られるものです。

治療法としては、**とびひは感染症なので抗生物質を用います**。

小児科でステロイドの外用薬を処方されることがしばしばありますが、**とびひにステロイドを塗るとかえって悪化する**ので、すぐに中止してください。

前述のように**とびひはうつる**ので、プールに入ってはいけません。家庭内でも兄弟姉妹がいる場合は、バスタブは避け、タオルは別々にします。

保育園、幼稚園、学校には、医師の診断を受け、患部をきっちり覆えば行ってもいいこともありますが、広い範囲におよんでいる場合は出席停止の病気です。

患部を覆う場合も、自宅で、患部をきれいにしないまま「バンドエイド」や「カットバン」などビニールの絆創膏《ばんそうこう》などを貼ってしまうと、細菌が繁殖してよけいに悪化することがあるので注意してください。

最近はやりの「キズパワーパッド」をはじめとする長時間被覆《ひふく》型の絆創膏は、傷口にいる白血球から出るサイトカインの力を利用して傷を治すものです。とびひの場合、患部を覆って長時間放置しておくことは、サイトカインが傷の修復能力を高めるメリットより、内部の細菌の増殖をうながしてしまうというデメリットのほうが大きいので、けっしてやってはいけません。

ニキビ　……思春期には抗生物質をなるべく使わない

ビタミン不足やホルモンバランスの崩れが原因

白いプツッとしたニキビから、赤く炎症を起こしたニキビ、黄色い膿があって痛いニキビ、さらには赤紫に腫れてしまうニキビまで、症状はさまざまながら、ニキビは10代から大人まで、多くの人の悩みの種です。

ニキビができるのは、毛穴に脂が詰まって、そこに毛髪がふれたり汗がついたりして細菌が繁殖するからです。

なぜ毛穴に脂が詰まるのか。これまでも述べてきたとおり、毛穴についている皮脂腺の脂が原因です。

たとえるなら健康な皮膚では脂はサラサラですが、ビタミン不足だとネバネバになり、肌をうるおすどころか毛穴の途中で詰まってしまいます。

脂が毛穴に詰まると、健全な皮脂膜もできません。皮膚のバリア機能も弱くなるため、よけいに毛穴に細菌や汗がつきやすくなるのです。

脂がネバネバになる原因として、10代のニキビの場合は、男性ホルモンの過剰が一因です。

ニキビが男の子に多いのはそのせいですが、女の子でも成長期・思春期に男性ホルモンと女性ホルモンのバランスが崩れるとニキビができやすくなります。

安全確実な方法でしっかり治す

治療法は、**ビタミンB_2とB_6を長期的に服用して、正常な皮脂にする**ことです。これがもっとも安全で確実です。さらに補助として、「ディフェリンゲル」「ベピオゲル」などを併用します。

痛みをともなうほど腫《は》れたニキビには抗生物質を処方することもありますが、10代で安易に使用するとのちのち耐性菌が出現しやすくなるので、あまり使いません。

一方、20代以降のいわゆる「大人ニキビ」の場合、胃腸の具合や年齢による腸でのビタミン吸収能力の低下が要因になっていることが多く、ストレスや寝不足もこれに拍車をかけます。

治療法はやはりビタミンB_2とB_6の長期内服が主体ですが、短期の抗生物質の内服や塗り薬も有効です。

もっとも大切なのは**生活習慣に気をつける**ことです。寝不足、暴飲暴食、不規則な生活などなど、日常のなかに必ず原因があります。そこに気づいてもらわなければなりません。

いまの時代、気がついてもすぐには変えられないことが多いのも確かですが、解決できることからひとつずつはじめましょう。

毛穴の詰まり・黒ずみ・開き

……毛穴パックは角質層にダメージ

ネバネバ脂が詰まって汚れがつく

多くの女性が気にしているのが毛穴の詰まり・黒ずみ・開きといったトラブルです。最近は、鼻の毛穴がブツブツ黒く見えることを「いちご鼻」と呼ぶそうです。毛穴が目立たないことは「毛穴レス」。そのように見せるために、ファンデーションを厚く塗っている人も少なくありません。

ここでもやはり、皮膚の構造から毛穴の状態がどうなっているかをはっきりさせて、原因療法を考えましょう。

肌あれの原因としては内的なものと外的なものがありますが、**内的な原因はビタミン不足、外的な原因は化粧品などが合っていないことがほとんど**です。

前述のとおり、毛穴の詰まりの正体は皮脂腺からの脂です。本来はサラサラのものが詰まるということは、脂がネバネバになっているということ。

毛穴が黒ずむのは、粘り気のある脂が詰まっているところに外部からの汚れがついているせいです。**ポツポツと見える黒い毛穴、じつは汚れの色なのです。**詰まっていない毛穴が本来の毛穴の色です。

毛穴が開くのは、皮表をうるおすべき皮脂が皮膚の表面まで出られず、**詰まったあげくに皮脂腺が肥大するからです。**皮脂腺が肥大すると、毛根部についた立毛筋《りつもうきん》を圧迫して毛が立ちます（「身の毛もよだつ」という表現がありますが、立毛筋が興奮すれば、人間の毛も本当にネコのように一気に立ちます）。そこで毛穴が大きく広がって見えるのです。

外からむりやり取ろうとしない

毛穴の詰まり・黒ずみ・開きは、健全な皮脂膜がつくられていない状態で肌荒れも起きやすくなっています。**ビタミンB_2とB_6を長期的に服用しましょう。**

詰まりをごそっと取る毛穴パックのような製品がありますが、**大切な皮脂膜や角質層まで一緒に取ってしまう**のでほどほどに。

指で押し出したり、爪《つめ》や綿棒で無理やり取るのもやめましょう。さわっているうちにばい菌が入ったり、炎症が起きたりして跡になります。

まずはビタミンB_2とB_6をしっかり摂って、根気よく内側から脂を正常にしていきましょう。**脂の質が変われば、詰まりが解消されるので、必ず毛穴は目立たなくなります。**

日焼け……皮膚がんになることも

日焼けはやけど

日焼けはやけどです。紫外線によるやけどで、「日光皮膚炎」といいます。

紫外線にあたって、赤くなったりかゆくなったりしながらも、1週間程度で皮膚が茶色くなってむけるような日焼けは、やけどの深度の分類では「1度のやけど」です。

熱湯やコテを当てたときと同じように水ぶくれになってしまうと「2度のやけど」です。

紫外線は皮膚がんを引き起こす

皮膚にとって日焼けをしてよいことはほとんどありません。ビタミンDの合成には役立つことや、乾癬《かんせん》や白斑《はくはん》という病気の治療に使用されることはありますが、一般的に悪影響のほうがはるかに多いのです。

紫外線はシミやシワをはじめとする老化の原因になるだけでなく、細胞のＤＮＡに傷をつけてがんを引き起こします。

紫外線による皮膚がんはたいてい、高齢になってから発症します。若いころから浴びた紫外線の総量が問題になります。「若いから大丈夫」とむやみに日焼けをしないようにしましょう。

若いころから日焼けをしやすい環境にいた人は、50代以降に**「日光角化症《かくかしょう》」**を発症しやすくなります。**これは早期の皮膚がん**です。

日焼けサロンでも同じです。有害な紫外線はカットしているといううたい文句を安易に信じてはいけません。その影響は50代、60代になってから出てきます。

20歳を過ぎたら日焼け止めをしっかり塗るか、日焼け止めにかぶれる人は、帽子や日傘など物理的に遮光《しゃこう》してください。

シミ・シワ・たるみ……「老け顔」の最大の原因は紫外線

紫外線がもたらす「光老化」

顔の茶色いシミは加齢とともにあらわれます。日焼けによってできる一般的なシミは「老人性色素斑《しきそはん》」といいます。そのほかに、ホルモンバランスの崩れによって生じる「肝斑《かんぱん》」などのシミもあります。

日焼けによるシミは、表皮でメラニンが生成・蓄積されることによって発生します。できる場所は顔、手の甲、腕など、日光がよく当たる部分です。早ければ20代からでき、60代では大きさや数に違いはあるものの、たいていの人にできていきます。

メラニンとは、紫外線から表皮細胞のDNAを守るため、基底層に分布する色素細胞(メラノサイト)がつくる色素です。メラニンには紫外線を吸収する働きがあるので、皮膚が黒くなるのは、もともと紫外線から体を守るためなのです。

日焼けなどでメラノサイトから受け取った表皮細胞内のメラニンは約28〜42日間のター

ンオーバーの周期で、角質と一緒にはがれ落ちます。

ところが、紫外線を長く浴びつづけると、メラノサイトが活性化して過剰にメラニンをつくりつづける状態となり、シミが増えていくのです。こうした紫外線による皮膚の老化を「光老化《ひかり》」といいます。

シワやたるみの原因は真皮にあり

シワやたるみは、真皮の中のコラーゲンとエラスチンが関係しています。

コラーゲンは真皮の約９割を占めています。エラスチンはコラーゲンをタガのように束ねる形をしています。この２つは切っても切れない関係で、お互い結びついて皮膚の弾力を支えています。

どちらも老化とともに「変性」し、新しくつくられることは次第に減っていきます。それが皮膚のたるみやハリのなさとなってあらわれるのです。エラスチンが断裂《だんれつ》すると深いシワになります。

シミにはビタミンC、ハイドロキノン

このようなメラノサイトの老化と真皮の変性に拍車をかけているのは、何よりも紫外線です。**老化を食い止めるにはまず紫外線に気をつけること**です。

できるだけ早くから紫外線対策をしましょう。

外出するときは帽子をかぶる、日傘をさすなどして直射日光を避けます。日焼け止めも20歳を過ぎたら必須です。

仕事上、屋外に出ていることが多い人も注意しましょう。外回りでも、車だからと油断しないようにしてください。年をとってから顔の右側や右手、右腕にシミが集中的にできてくることがあります。

ビタミンCを十分に摂ることも、シミを薄くしたり、シミが広がったりするのを予防する効果があります。

できてしまった**シミに対する塗り薬としては**、メラニン合成を抑制する**「ハイドロキノン」**が有効です。

ハイドロキノンの塗り薬は皮膚科でも処方してもらえますし、市販薬もあります。シミが完全に消えはしませんが、薄くはなります。なお、シミは病気ではないので保険は適用

されません。

シミは、女性だけの悩みではありません。男性でも「シミが増えてきて、なんとなく老けて見えるようになってきた」と気にする人が最近増えています。男性も紫外線対策をしましょう。

また、50代、60代の人はよく「いまさら」と考えがちですが、シミはのちのち出てくるので、**紫外線対策はいつからはじめても遅すぎることはありません。皮膚がんを予防する意味でもけっして無駄にはなりません。**

残念ながら薬で皮膚を若返らせることはできませんが、老化のスピードをゆるやかにすることはできます。そのためには、まずは紫外線予防です。

カミソリ負け　……男性の日課が皮膚をボロボロに

ヒゲと一緒に角質層がはぎ取られる

男性は毎日のヒゲ剃《そ》りで皮膚にダメージを与えている人が多いものです。カミソリでヒゲを剃るとき、同時に角質層と皮脂膜もはぎ取られているのです。皮膚のバリアを毎日壊しているといってもいいでしょう。

男性だけでなく、**女性の顔のうぶ毛剃りも同じことです。**

初期の症状は、ヒゲ剃り跡のヒリヒリ感や、赤みがなかなかとれないなどですが、進行するとニキビや吹き出物が出るようになります。壊れたバリアから細菌が入り込み、炎症を起こした状態です。

また、皮膚のバリアがダメージを受けたところにシェービングフォームやカミソリ（金属）がふれることで、**かぶれやアレルギーが起こることも**あります。

ワセリンやクリームで保護

まず、ヒゲ剃りの際、**同じところをくり返し剃るのは絶対やめましょう。**カミソリはよく切れる刃を使い、こまめに交換しましょう。剃るときはシェービングフォームなどをつけて、**ヒゲは順目で剃る**ことです。

剃り終わったら、**ワセリンや保湿剤を薄くのばして、はぎ取られて毛羽立っている角質を保護するといい**でしょう。皮脂膜の一時的な修復にもなります。

ただし、ニキビや吹き出物が出ているようでしたら、治りにくく、また悪化しやすいので皮膚科を受診することをおすすめします。

電気カミソリのほうが皮膚によさそうですが、肌に強く当てれば同じことになります。

第4章　皮膚の不調も原因療法で治す

しもやけ・あかぎれ ……冬のトラブルは保温と保湿が基本

しもやけは血行不良による軽い凍傷

しもやけは寒い季節に手、足、頬《ほお》、鼻先、耳たぶなど末端の組織が赤紫色になって腫《は》れたり、ぶよぶよと膨《ふく》らんだりして、ジンジンと痛がゆくなる症状です。痛みやかゆみのほか、ビリビリした異常感覚やしびれたりする知覚低下もあるのでやっかいですね。

原因は、**体が冷えたために、血のめぐりが悪くなり、末端まで酸素や栄養が行き届かなくなるため**です。それによって組織に損傷が起こっているのです。

このような組織の破壊が重度になると凍傷《とうしょう》です。冬山登山で凍傷になり、指を切断せざるをえなくなったような状況では、完全に酸素が届かなくなって、組織の破壊が修復不可能なところまで進んでいます。

原因が同じ**しもやけは**、**いわば軽い凍傷**です。「昔に比べて減った」「最近はしもやけの子どもをあまり見かけない」などといわれますが、いまでもけっして少なくありません。

冷たいアスファルト道の上を歩きつづけると、大人でも子どもでもしもやけになります。靴下が濡れていたりするとなおさらです。

先の細い靴やハイヒールも血のめぐりを悪くするので、しもやけになることがあります。しもやけは痛がゆいものですが、かゆみ止めの抗ヒスタミン剤や痛み止めの消炎鎮痛剤を飲んでも効果はありません。

血のめぐりが悪くなることで起きる異常知覚なので、**血行を促進するビタミンEを内服しながら保温を心がけることがいちばんの治療法**です。

暖かい靴や靴下、耳あて、毛糸の帽子などでしもやけのできやすいところを保温するほか、ぬれた靴下はこまめに取り替えることにも気をつけましょう。温かい飲み物を飲んだり、マッサージしたりすることなども血行をよくします。

まだ赤紫色になっている初期であれば、これだけでも症状はかなりよくなります。

ひび・あかぎれはとにかく保湿

しもやけと同様、低温が原因となる皮膚症状としてひび、あかぎれがあります。

冬に多い病気ですが、赤く腫れて痛がゆくなるしもやけと違って、ひびやあかぎれでは、皮膚の表面が乾燥して亀裂《きれつ》が入ったり、深くなると出血したりします。

血のめぐりの問題とともに、**乾燥も原因なので、治療や予防においては保湿がより重要になります。**

洗いすぎないことを心がけ、水仕事や入浴の後など、ひんぱんに保湿剤を塗りましょう。

水仕事はひび、あかぎれを悪化させるので、ゴム手袋をはめることを習慣にしてください。ただし、ゴムにかぶれる人もいますし、そうでなくても不潔なゴム手袋からはひび、あかぎれにばい菌が入ることもあるので、薄い綿の手袋をしてからその上にゴム手袋をすると安心です。

就寝時は保湿剤を塗ってから薄い綿の靴下や手袋をすると、翌朝、かなりしっとりしているはずです。

中高年からのかゆみ ……乾燥＋加齢による保湿力の低下

中高年の皮膚は乾燥しやすい

冬、コタツに入っていたり、ストーブの前にすわっていたりして、皮膚がピリピリしてきてかゆくなったという経験をした人は多いでしょう。熱いお風呂に長く入ったときも同様です。

最初は皮膚がカサカサする程度ですが、**進行するとウロコのようになったり、ボロボロとはがれたりします。これは中高年に多い「乾皮症《かんぴしょう》」**という病気で、進行すると強いかゆみをともない、皮脂欠乏性湿疹と呼ばれます。

直接的な原因は乾燥ですが、加齢による保湿力の低下で、皮膚が乾燥しやすくなっているのです。

冬に症状が出やすくなるのは、湿度の低下に加え、冷えによって皮膚の毛細血管が収縮し、皮膚の表面にまで血液という水分が届いていないために起こります。

治療法としては、**とにかくワセリンや保湿剤などで保湿をする**ことです。

また、皮膚本来のもつ保湿機能をできるだけ守るために、**体を洗うときにはタオルを使わない、できるだけボディソープや石鹸も使わない、室内では加湿器を使用する**など、とにかく皮膚を乾燥させないように気をつけてください。

更年期障害にともなうかゆみ

皮膚の乾燥やかゆみは、更年期世代の女性に多い悩みです。ホルモンバランスが変化することがおもな原因です。掻きこわせば湿疹《しっしん》になることもあります。

保湿力が低下して、乾燥して皮膚表面がけば立つと、これまでは何ともなかった刺激、たとえば衣類のタグや金具、化学繊維などにも過敏に反応するようになります。

治療法としては、やはり保湿に気をつけることです。**洗いすぎないことがいちばんです。**また、紫外線による表皮のダメージも乾燥の原因になるので、日焼け止め、帽子、日傘などを活用しましょう。

かゆみを感じはじめると、皮膚がさらに敏感になるので、衣類や下着の素材やしめつけ具合、洗濯洗剤のすすぎ残しにも注意してください。

これまで使っていた化粧品が合わなくなることもしばしばあります。何年もずっと同じものを使っていたとしても、年齢とともに見直しが必要かもしれません。体の変化に合わせて替えていきましょう。

掻くと気持ちがいいのはなぜ？

中年からのかゆみにかぎらず、かゆいとにかく掻きたくなるものです。「かゆみ」と「掻く」はセットなのです。

掻いてはいけないと知っている、でも掻いたら気持ちがいい。この奇妙な感覚はだれでも経験したことがあるでしょう。

近年、この感覚を引き起こしている仕組みが解明されました。かゆい部分を掻いたとき、脳内の「報酬系《ほうしゅう》」と呼ばれる部分が強く反応していたのです。

「報酬系」とは、その名のとおり、「ごほうびをもらっている」感覚を起こす部分。つまり、脳が「「掻くこと＝ごほうび」だと認識しているのです。

それだけに、掻きたい衝動を止めるのはむずかしいのですが、掻けば掻くほどかゆくなっていき、かゆみの部位も周囲に広がっていく、という仕組みがあります。止めなければ、**「かゆみ→掻く→表皮が傷つく→炎症が悪化→さらなるかゆみ」**という悪循環におちいってしまいます。

ちなみに、この悪循環は「イッチ・スクラッチサイクル」といいます。「イッチ（itch）」はかゆみ、「スクラッチ（scratch）」は掻くという意味。掻けば掻くほどかゆくなっているとき、皮膚では「イッチ・スクラッチサイクル」がオンになっているのです。

掻けないからといって、**叩《たた》いたりするとかえって症状を悪化させてしまうこともあり**ます。特にアトピーの患者さんは絶対に顔を叩いてはいけません。網膜剥離《もうまくはくり》を起こし、失明することもあるからです。**熱いシャワーを勢いよくあてるのも絶対ダメ**です。どうしても我慢できないときは冷やしてください。

塗り薬、飲み薬、保湿、生活習慣などでかゆみを抑えながら、根本の原因を取り除き、皮膚のバリア機能を回復させていきましょう。

金属アレルギー……歯の詰め物が原因の症状も

金属アレルギーには2種類ある

金属アレルギーには第1章でもふれましたが、アクセサリーやメガネやベルトのバックルなどが直接皮膚に当たって、赤くなったり、かゆくなったりするものは「局所性金属アレルギー」と呼ばれます。症状の出る部位がはっきりしているので、原因がだれでもすぐわかります。

それに対して、そのような接触がないのに起こる金属アレルギーは「全身性金属アレルギー」と呼ばれます。何が原因かわかりにくいため、かつては原因不明の皮膚病とされてきました。

私自身、最近では金属アレルギーの患者さんを診《み》ることが非常に多くなっていますが、全身性金属アレルギーの存在を強く意識するようになったのは、20年ほど前のこと。原因不明のかゆみが自分の体に出るようになり、調べてみたらパラジウム、イリジウムなど歯の詰め物に使われる金属が原因だったのです。

その経験から、それまでに皮膚のアレルギー症状を示すものの原因が突き止められなかった患者さんのカルテを調べ直し、多くが金属アレルギーだったと気づいたときは愕然《がくぜん》としました。

手のひらや足の裏に膿のブツブツ

「掌蹠膿疱症《しょうせきのうほうしょう》」という病気は、手のひらや足の裏に膿《うみ》をもつブツブツがたくさんできて、周期的によくなったり悪くなったりをくり返します。最近では、歯の詰め物からくる金属アレルギーが一因になっていることがわかってきました。

問題は、詰め物の金属が溶けることです。

歯科金属が口の中で溶けて飲み込まれると、ほとんどは便と一緒に排泄《はいせつ》されますが、3～10パーセントは腸管から吸収され、さらにその一部は血流をめぐりめぐって汗と一緒に皮膚に排泄されます。特に、手のひらや足の裏は汗腺が多いので、最初に金属アレルギーの症状が出るというわけです。

喫煙、歯槽膿漏《しそうのうろう》、扁桃炎《へんとうえん》などがあると金属は溶けやすくなるので、日常診療で口の中の衛生状態のチェックは欠かせません。

口の中をきれいにするだけでも、掌蹠膿疱症はかなり改善されることがわかっています。

でも、まずは**原因になっている金属の詰め物をセラミック製のものに替えましょう**。

かつては保険適用外で、それが患者さんの大きな負担になっていました。しかし、歯科金属によるアレルギーに対する認識が高まり、2016年から皮膚科医の診断（診療情報提供書）があれば、保険適用の対象になっています。

ただし、「替えるならいいものを入れたほうがいい」などと、保険対象外の高額の自費セラミックをすすめてくる儲け主義の歯科医もまだまだ多くいるようなので、こうした事例があることも十分認識しておいたほうがよさそうです。

検査をすればすぐわかる

掌蹠膿疱症にかぎらず、全身性の慢性の皮膚症状で長く悩んでいる人は金属アレルギーかもしれません。検査をすればすぐにわかるので、ぜひ皮膚科で相談してください。

ただし、皮膚科専門医でも金属アレルギーの検査ができない場合もあるので、事前に「金属アレルギーの検査はやっていますか」と確認してから行くと安心です。

金属アレルギー治療に力を入れている皮膚科であれば、パッチテストのほか、「チャレンジテスト」「リンパ球幼若化試験」など、さまざまな金属アレルギーの検査をおこなっている施設もあります。

イボ……治療は保険が適用される

高齢者のイボはシミが盛り上がったもの

加齢とともにできるイボ、いわゆる「老人性イボ」はシミが盛り上がったものです。日光を浴びやすい顔によくでき、皮膚の老化が原因です。

形はさまざまで、**単なる茶色いシミのように見えますが、まわりの皮膚より少し盛り上がっています。**「脂漏性角化症《しろうせいかくかしょう》」や「老人性疣贅《ゆうぜい》」ともいいます。

イボもがんと同じで細胞の異常増殖《ぞうしょく》ですが、がんと違ってある程度の大きさになったら増殖が止まる良性の腫瘍《しゅよう》です。

イボはがんになる？

「イボががんになることがある」といわれます。実際、**長年のイボがまれにがんになることはあります。**でも、このようなことが起こるのは90歳以上の人に多く、手の甲や顔といった露出部にできます。

これからさらに高齢化が進み、90代以上の人が多くなれば、患者さんも増えてくるかもしれません。

注意しなければならないのは、**シミやイボと間違えられやすいがんがあることです。**第3章の日焼けの項でもふれた「日光角化症」はそのひとつで、漁師やゴルファーなど、長年にわたって強い日光を浴びてきた50代以降の人に多く見られます。

赤くまだら状になっているシミや表面がカサカサして黄色がかったかさぶたっぽいものがついているシミなど、**ほかのシミとは異なるものを見つけたら、早めに皮膚科に行きましょう。**

「日光角化症」はまだ表皮の中にとどまっているがんなので、転移はしません。ここで見つけておくことが大事です。放っておくと皮膚の奥深くに浸潤《しんじゅん》し、他の臓器に転移する「有棘細胞《ゆうきょくさいぼう》がん」になってしまいます。日本人に多い皮膚がんのひとつです。

レーザーか液体窒素で取る

シミやイボを取る方法としては、レーザー治療や液体窒素《ちっそ》による凍結療法があります。

レーザー治療とは、表面組織をレーザーで焼いてしまうものです。

液体窒素による凍結療法とは、マイナス196度の液体窒素を綿棒などに染み込ませて、イボを急激に冷やし、低温やけどの状態にして、組織を壊死《えし》させるものです。

壊死させた部分は絆創膏《ばんそうこう》などで保護しておくと、かさぶたになります。10日ほど経つとかさぶたがはがれ、やけどが治った後のようなピンク色の新しい皮膚として再生します。

シミは病気ではないので保険は適用されませんが、**イボは「細胞が異常繁殖《はんしょく》した良性腫**

瘍」なので病気と見なされ、保険が適用されます。

老人性イボはシミが盛り上がったものなので、その境目は微妙です。皮膚科医に相談しましょう。

子どもの水イボは取るべきか？

水イボ（伝染性軟属腫《なんぞくしゅ》）はプールなど、水を介《かい》して子どもから子どもにうつる病気です。最大の問題点は治す薬がないことです。

すぐに治すには、麻酔のテープを貼って、外科的につまみ取るしかありません。それでも多少は痛くて、血だらけになるので、子どもにはつらい治療です。

水イボは放置していても3年くらいで自然に治るものです。そのあいだに困ることとしては、数が増える、かゆみが出る、見た目が気になるなどがありますが、医学的には絶対に取らなければならない理由はありません。

ただ、伝染力が強いのでプールに入るのは断られることが多いものです。学校や幼稚園のプールの授業があっても、３年間は見学というケースもあります。

痛くても、取ってみんなと一緒にプールに入れることを選ぶか、３年間はプールをあきらめるか、という選択になりますが、最近では水イボがあってもプールを許可する学校や水泳スクールも増えているので、あまり積極的に取らないのがトレンドです。

どうしても取る必要があれば取りますが、個人的には自然に治るのを待ってもいいのではないかと思います。

治りにくいウイルス性のイボ

皮膚科で一般的にイボというと、ウイルスが感染してできたウイルス性のイボがもっとも多いでしょう。

手足などケラチンの多い組織に小さな傷などができると、そこから身のまわりのどこにでもいるヒトパピローマウイルスが入り込みます。これらは表皮細胞の核に感染して、そこでみずからも分裂をくり返し増殖するので、治りにくいのです。

液体窒素で凍らせる、レーザーで焼く、ヨクイニンを飲む、抗がん剤の塗り薬をぬるなど、いろいろな治療法がありますので皮膚科で話を聞きましょう。

タコ・ウオノメ ……痛くなければ放っておいても大丈夫

衝撃を和らげるための自己防衛反応

タコは、皮膚が黄色っぽく、分厚く硬くなって盛り上がってきます。一方、ウオノメは分厚くなった皮膚の中央に白っぽい芯《しん》が見えます。芯が魚の目に見えるのでウオノメと呼ばれますが、専門的には「鶏眼《けいがん》」という名称です。

タコとウオノメは**いずれも外的な刺激が長期につづいて、角質層が硬く厚くなることによって起こります。**

早い人では30歳くらいで、年齢とともに皮下脂肪が落ちて、骨ばってきた足の裏やへりにできます。角質層が厚くなるのは、クッションがない分、歩いたときに外からの刺激で皮膚がこわれないようにする、自己防衛反応なのです。

ですから、**タコやウオノメも自然発生的にできる老化の一種**とも考えられます。

ただし、ハイヒールばかり履いていたり、合っていない靴を履きつづけていたりすると、

20代でもできます。

また、鉄棒の選手やペンで書き物をすることが多い人であれば、手にタコができることもあります。正座をしていることが多い人は、足の甲にタコができることもあります。

タコとウオノメの違いは芯の有無

タコとウオノメの違いとしては、**ウオノメには芯があります。**芯は、ある一点が集中的に圧迫され、とがった角質が真皮《しんぴ》に向かって食い込んでいったものです。

また、ウオノメができるのはもっぱら足の裏やへりですが、タコはペンダコ、座りダコのように足の裏以外にもできます。

さらに、**ウオノメは芯があるため痛みを感じることが多いのに対して、たいていのタコは痛くありません。**

角質が厚くなるのはだれにでも起こることなので、治療が必要かどうかの線引きは、痛みがあるかないかということになります。

痛くなければ放っておいてもまったく問題ありません。痛いウオノメは、皮膚科でスピール膏《こう》を貼って芯を取りましょう。

水虫・インキン・タムシ
……治療は中途半端にせず、徹底的に

隙あらば入ってくる水虫菌

夏になると患者さんの数が増えるのが水虫です。

水虫は白癬菌《はくせんきん》というカビ（真菌《しんきん》）が角質層に増殖している状態です。白癬菌は角質層の中にあるケラチンというタンパク質をエサにしています。

白癬菌はどこにでもいます。プール、温泉、お風呂場、スリッパなど、**ぬくぬくして湿気が多いところに潜《ひそ》んでいます**。皮むけがあったり、なんらかの理由で皮膚のバリアが壊れていたりする足でそういったところにふれると、白癬菌は簡単に角質層に入ってきます。

白癬菌が表面についても、感染するまでに最低24時間はかかります。つまり、それまでに足をゆびの間まで丁寧に洗っていれば感染は防げます。

でも、人は普通、そこまで足をまめに洗っていないものです。水虫が足にできやすい理由はそこにあります。

それに加えて、靴下や靴を履くので、白癬菌が喜ぶ高温多湿の環境があります。さらに足裏やかかとは角質層が厚いので、エサになるケラチンがたくさんあります。

水虫は老若男女問わずなります。子どもは水虫にならないという迷信がありますが、そんなことはありません。子どもでも水虫になります。

本当に水虫か？

症状としては、足のゆびの間が赤くなって皮がむける、小さい水疱《すいほう》ができてかゆいなどが、初期では一般的です。**５本ゆびソックスは足のゆび同士が接触せず乾きやすいので、水虫になりにくくおすすめです。**

水虫が入り口で、別の病気を引き起こすこともあります。たとえば、「水虫で足が腫れた」という人が夏によく来ますが、それはもはや水虫ではありません。なぜなら、白癬菌は角質層にしかすめないからです。

足が真っ赤に腫れて、痛みを持つようになっていれば、すでに「蜂窩織炎《ほうかしきえん》」の可能性があります。最初は単なる水虫だったのでしょうが、水虫が開けた皮膚の穴に靴の中の雑菌、黄色ブドウ球菌や大腸菌などが入り込んで真皮以下に感染性の炎症が起きたのです。

また、「夏、足がかゆいのは水虫」と思われがちですが、本当は水虫でないこともよくあります。顕微鏡で角質層に白癬菌がいるかどうかを調べればすぐわかります。

実際、**私のクリニックに「水虫になった」と来院する患者さんの約半数は水虫ではありません。**汗腺が詰まって水疱《すいほう》ができる「発汗異常」の場合もあります。「水虫だと思って、市販の水虫薬を塗ったらひどくなった」というケースも多く見られます。そこで考えられる理由は2つです。

水虫ではない症状に水虫の薬を塗ったため症状が悪化したか、あるいは水虫ではあったけれど、使用した市販の水虫薬が合わなかったか、です。

市販の水虫薬が効かないときは

第1章でもふれましたが、もう少しくわしく説明しておきましょう。

市販の薬が効かない、あるいは市販の薬で悪くなることは、かなり高い確率で起こりえます。

薬局やドラッグストアで買える薬は、処方薬と同じにならないよう少量の主薬のほかに、その他の成分が少しずつ混ぜてあるからです。

合わない水虫薬を使いつづけて、表面がぐちゃぐちゃになってしまっていたら、治療にはさらに時間がかかります。まずは塗るのをやめてください。

そういう場合は、ステロイドか抗生物質の軟膏でいったんかぶれを鎮《しず》め、水虫薬を塗る前の状態に戻してから、あらためて水虫だったのかどうかを検査する必要があります。

市販の水虫薬を塗って症状が悪化したら、使いつづけたり、ほかの薬を買い直したりせずに、**皮膚科を受診しましょう。**そのほうが早道です。

しぶとい水虫は越年もする

水虫は結構しぶとくて、**角質層深くに潜伏《せんぷく》して年を越すこともあります。**翌年、ジメジメした季節になったらまた出てくるわけです。

ですから、水虫の治療は根気強く、かつ徹底的にやることが大事です。**３ヵ月間くらいは薬を塗りつづけてください**（角質層が完全に入れ替わるターンオーバーの４～６週間の倍が目安です）。治ったと思って**途中で薬をやめ、症状が出たらまた塗るをくり返していたら、慢性《まんせい》化してしまいます。**これはステロイドの外用方法とはまったく異なります。

また、家庭内での感染にも気をつけましょう。**いちばん気をつけたいのはバスマットで**

す。ぬくぬく、ジメジメしていて、白癬菌には理想的な生育環境です。

でも、白癬菌はお湯の中では生きられないので、一緒のお風呂に入ってもうつりません。

爪水虫に新タイプの塗り薬登場

白癬菌が爪に入り込むと爪水虫《つめみずむし》になります。爪は大好きなエサであるケラチンの塊《かたまり》のようなものなので、白癬菌はどんどん繁殖します。

爪水虫になると、爪が白か黄色くにごり、分厚くなって、粉っぽくボロボロと崩れます。普通の水虫と違って、かゆみも痛みもありません。爪が変形してきた場合は、まわりの皮膚が靴を履くとあたって痛いことはあります。

爪水虫が治りにくいのは、普通の水虫の薬を塗っても爪の中まで入らないからです。これまでの治療法は飲み薬が主流で、体の内側から有効成分を爪にじわじわと浸透させ、白癬菌の増殖を抑える方法でした。

しかし最近、**新しいタイプの塗り薬「クレナフィン」や「ルユナック」が登場しました。**爪の奥深くまで浸透するものです。皮膚科に行けば処方してもらえます。肝機能障害や薬の飲み合わせなどの理由で、これまで飲み薬を敬遠していた人にもうれしい薬です。

ただし、爪の変色や変形はすぐに治るわけではないので、**爪が完全に生え変わるまで、半年から1年間、根気強く塗りつづける必要があります。**

インキン・タムシも水虫と同じ菌が原因

インキンタムシ、ゼニタムシ、シラクモはいずれも水虫と同じ白癬菌が原因菌です。違うのは、症状があらわれる場所です。

インキンタムシ（単にインキンとよく呼ばれるもの）は股間《こかん》にできます。

ゼニタムシ（単にタムシとよく呼ばれるもの）は体のどこにでもできて、ゼニ（硬貨）のような円形あるいは楕円《だえん》形に赤くなり、環状に広がっていきます。

シラクモは髪の毛根に白癬菌がつきます。**髪の毛が抜け、表面にフケのようなものがたくさん出てきます。**

「インキン・タムシ・水虫用」という市販薬もありますが、ほかの湿疹と見間違えていることもあるので、皮膚科にかかったほうが無難です。

シラクモも自分ではわかりにくく、円形脱毛症、フケ、脂漏性皮膚炎《しろうせいひふえん》などと間違いやすいので、最初から皮膚科にかかりましょう。

脱毛・薄毛
……男女とも男性ホルモンが原因

脱毛・薄毛の原因は男性ホルモン

脱毛や薄毛のことで皮膚科へ行くというのは、意外な気がするかもしれません。ですが、第2章でも述べたように、髪は皮膚の付属器ですから**皮膚科の守備範囲**です。

まず、脱毛や薄毛はどうして起こるのかを見ておきましょう。

脱毛や薄毛には男性ホルモンが深く関わっています。

髪の毛は毛根を包む袋状の組織「毛包《もうほう》」でつくられます。毛包の中で、「テストステロン」というホルモンが「ジヒドロテストステロン」というホルモンに変換されます。そのジヒドロテストステロンが高濃度になって毛根にたまると、男性型の脱毛になります。

このような脱毛や薄毛は「男性型脱毛症」あるいは英語名称のAndrogenetic Alopeciaの略で「AGA」と呼ばれています。

「男性型」という名前がついていますが、**女性が更年期に脱毛や薄毛になるときも、同じ**

ことが起こっています。Androgenetic とは「男性ホルモン（アンドロゲン）」の意味です。更年期になって女性ホルモンが減ると、相対的に男性ホルモンが多くなることが原因です。思春期のニキビのところでも述べましたが、生体内には男性でも女性でも、男性ホルモンと女性ホルモンの両方を持っているのです。

新薬「ザガーロ」は女性には×

治療薬の開発は盛んで、２０１６年には**「ザガーロ」という商品が登場**しました。もともとは前立腺肥大症《ぜんりつせんひだいしょう》の薬です。

どのような薬かというと、ジヒドロテストステロンができるときには2種類の還元酵素《かんげんこうそ》（５α還元酵素の「Ⅰ型」と「Ⅱ型」）が働くのですが、この薬はその両方をブロックするのです。それまで主流だった「プロペシア」はⅡ型の酵素しかブロックできなかったので、期待も大きいのです。

ただし、**女性は服用してはいけません。**一部のＡＧＡクリニックでは閉経後の女性に処方しているところもあるようですが、安全性は確立されていません。

妊婦さんは絶対にダメです。胎児《たいじ》に影響が出るからです。

なお、男性型脱毛症は病気ではないので、この薬は保険対象外です。**薬代は1ヵ月7000〜8000円ほど。いったん飲みはじめたらずっと服用しつづける必要がある**ことにもご留意ください。

がんが隠れている脱毛のパターン

男性型脱毛症と異なり、**円形脱毛症は病気で、原因はもっぱらストレス**です。

また、男性型脱毛症では頭頂部か額《ひたい》の生え際、あるいは両方から薄くなりますが、**全体が一様に抜けてくるときは、リンパ腫《しゅ》というがんが隠れていることも**あります。

男性型脱毛症と異なる抜け方をするようであれば、注意が必要です。すぐに皮膚科にかかってください。

フケ ……フケは頭皮の肌荒れ

頭皮も28〜42日で生まれ変わる

ダークカラーのスーツや制服など、濃い色の服を着なければいけない人にとって、フケは深刻な問題です。

「不潔と思われる」「仕事上でもプライベートでもマイナスイメージ」という悩みをよく聞きますが、フケは清潔にしていないから出る、というものではありません。

フケは「頭皮の肌荒れ」なのです。

皮膚の仕組みからフケを説明すると、**フケは角質が塊《かたまり》になって落ちるもの**です。

人間の皮膚はどこの皮膚であっても、ターンオーバーの約28〜42日で生まれ変わります。最後はお風呂に入ったり、シャワーを浴びたり、顔を洗ったりしているあいだに自然にはがれ落ちます。

頭皮も同じで、約28〜42日で生まれ変わって、古い角質は自然にはがれ落ちていきます。

ふつう、はがれ落ちる角質が目に見えることはありません。皮膚のいちばん外側にある角質層は、約０・０２ミリ程度。最後にはがれ落ちるのはさらにそのカケラですから、本来は顕微鏡でも使わなければ見えません。

それがフケになって目に見えるということは、頭皮がいわば肌荒れを起こしているということになります。

パラパラと落ちて、黒っぽい服の上で目立つというのはまだ初期です。ひどい場合では、上から見ると頭皮に白い塊がたくさんあったりします。そうなると、**頭皮の湿疹です。**

フケの原因は単純ではない

フケの原因は、乾燥、シャンプーやリンスが合っていない、ビタミン不足などです。内的な要因と外的な要因がからみ合い、一概にはいえないので結構むずかしいのです。

フケの治療としては、**まずはビタミン剤（B_2とB_6）を服用します。**これはフケが出なくなるまで継続します。それから、シャンプー、リンス、ヘアダイ、パーマ液など、**頭皮に接触するものは全部「パッチテスト」でチェックして、合っているかどうか調べます。**

こうして内外と両方の原因を取り除くわけです。

こういう計画的な治療をすると、フケは止まり、頭皮の湿疹は治ります。

シャンプーを替えてもよくならないときは

フケで悩む人がまず対策としてやるのは、シャンプーを替えることでしょう。

フケで悩む人にかぎらず、肌が敏感な人にとって、シャンプー選びは非常に悩ましい問題です。**シャンプーでかぶれる人は本当にたくさんいます。**

そういう場合は、パッチテストをして、合うシャンプー、合わないシャンプーをはっきりさせるほうが早く悩みを解消することができます。

検査が必要かどうかは、悩みがつづいている期間の長さと皮膚の状態次第です。

「昨日、新しいトニックシャンプーを使ったらかぶれた」というだけなら、パッチテストをする必要はありません。

でも、長いあいだずっと悩んでいて、実際に皮膚の状態も悪い人が、治す方法を知りたくて病院にきているとき、医師が「シャンプーを低刺激のものに替えてください」とだけいってすませるのでは、少々無責任です。

たしかに、それでかぶれる確率は減るでしょう。でも、**「低刺激」「無添加」「天然由来成分」などとうたっていても、現実にはかぶれることは少なくありません。**

何にかぶれるかは、ひとりひとり違います。どのようなうたい文句が躍《おど》っていても、それはメーカーが出した参考データ。ひとりひとりの患者さんにとっては机上《きじょう》の空論でしかありません。

「シャンプーを替えてください」といわれた患者さんはそこでまた、インターネットで情報を集めて、商品レビューを読んで、比較検討して、「これなら」と思って新しいシャンプーを購入します。それでよくなればいいけれど、逆に悪くなることもあります。「その人にとってよいのか悪いのか」をはっきりさせなければ、その患者さんは救われないのです。それにはパッチテストをするしかありません。この場合、それが原因療法なのです。

かぶれない人は何を使ってもいいでしょう。でも、かぶれる人は「オイルフリー」でも「オーガニック」でもかぶれます。だから、かぶれないものを見つけるために、パッチテストをして「先回り」するのです。

パッチテストのやり方

パッチテストは、患者さんが現在使用しているものや低刺激のシャンプーのサンプルなどを、刺激のない濃度まで十分にうすめてパッチプラスター（シール状のもの）にたらし、背中に貼って反応を見ます。

使っている水道水も検査します。水の中の塩素などでかぶれることもあるからです。実際に、シャワーヘッドに塩素除去のフィルターをつけると、フケが止まる場合があります。

そして、48時間後と72時間後にそれをはがして、判定します。2日間はお風呂もシャワーも我慢《がまん》してもらいます。

そのうえでかぶれないものを探すわけです。曖昧《あいまい》にお茶をにごすような治療はできるだけしない。それが原因療法における患者さんとの向き合い方です。

なかには、低刺激のサンプルを含めたすべてのシャンプーにかぶれる人もいます。そういうときは、「シャンプーはしばらく使わないでください。髪も短くして、しばらくお湯だけで洗いましょう」といわなければなりません。

でも、そこまでしなければ、本当の意味で病気を治すことにはならないと私は考えています。

皮膚にあらわれる病気のサイン

自分でできる皮膚チェック

「皮膚は内臓の鏡」という言葉があります。みなさんは聞いたことがありますか。

内臓の病気が皮膚の症状としてあらわれることが多いのです。そうした皮膚の変化を「デルマドローム」といいます。「デルマ」は皮膚、「ドローム」はシンドローム（症候群）の意味で、つまり内臓病変の皮膚表現を意味します。

熟練した皮膚科医により、深刻な内臓の病気が早期に発見できることもしばしばあります。皮膚科を受診したことがきっかけでがんが見つかったということも少なくありません。「手のひらの皮膚が赤い」「わきの下がなんとなく黒ずんできた」「急にイボが増えた」など、普段とは違う、皮膚がなんだか変だと思ったら、軽く考えず、早めに皮膚科を受診しましょう。

重大な病気が隠れているかもしれない皮膚の症状をいくつか挙げますので、日々の健康チェックに役立ててください。

①内臓のがん（悪性腫瘍《しゅよう》）が疑われる場合

・数ヵ月くらいのあいだに、体じゅうに急にたくさんのイボができる（レーザー・トレラ徴候《ちょうこう》）。

・わきの下や首筋の皮膚が黒く、おろし金のようにザラザラした感じになる（黒色表皮《こくしょくひょうひ》腫《しゅ》）。

・皮膚の表面が厚くカサカサになり、ウロコ状になる（後天性魚鱗癬《こうてんせいぎょりんせん》）。

・弓の的《まと》のような二重や三重の赤い輪っかができる（環状紅斑《かんじょうこうはん》）。

これは近年、ガン細胞の中で産生されるサイトカインの一種（ＴＧＦ－α）が表皮細胞を刺激して形成されることがわかってきました。

②肝臓の病気が疑われる場合

・皮膚が黄色くなる。

・手のひらだけが赤くなる（手掌紅斑《しゅしょうこうはん》）。

・男性の乳房が女性のように大きくなる。

・クモのような形の赤い血管があちこちにできる（クモ状血管腫《けっかんしゅ》）。

皮膚が黄色くなるのは胆汁酸《たんじゅうさん》が組織に沈着することで生じますが、あとの３つは肝機能障害により、エストロゲンという女性ホルモンが分解されないことで生じることがわかっています。

③腎臓の病気が疑われる場合

・かゆくてたまらない、硬いしこりをともなうポツポツが全身にできる。
・皮膚が濃い灰色（スレート色）になる（腎性皮膚掻痒症《じんせいひふそうようしょう》）。

腎性のかゆみは、体内で生じる内因性モルヒネ様物質が排泄《はいせつ》されないことで、脳がかゆみを感じやすくなってしまっていることがわかってきました。最近、よい薬「レミッチ」もできています。

④糖尿病が疑われる場合

・赤や黄色の環状の発疹があちこちにできる（環状肉芽腫《にくげしゅ》）。
・足の指先が壊死《えし》して黒く変色する（糖尿病性壊疽《とうにょうびょうせいえそ》）。
・傷の治りがいちじるしく悪い（進行した糖尿病の可能性）。

皮膚の病気は症状も原因も千差万別です。かゆみや湿疹は見た目以上に複雑な原因をはらんでいる場合が少なくありません。

きちんと治すには、時間がかかることもありますが、信頼できる皮膚科医を見つけることが大切です。気になることはしっかり説明してもらって、安心して治療に取り組んでください。信頼できる皮膚科医の見つけ方は次の章で説明します。

第5章　アトピーこそ原因療法が効く

アトピーは治せるのか？

友人あるいは会社の同僚から「子どもがアトピーなんです」と聞いたら、あなたはどんな言葉を返しますか？　あるいは、あなた自身、あるいは身近な人がアトピーで、それをだれかに話したら、どのような反応が返ってきますか？

おそらくは気の毒そうに「大変ですね」といったり、いわれたりするのではないでしょうか。

たしかに、決まった薬でパッと治るようなものではないという意味では「大変」です。でも、その「大変」の中身は以前とは全然ちがいます。

かつて、アトピーは原因がわからなくて、治しようのない湿疹《しっしん》のように思われていました。実際、患者さんによってまったく症状が異なり、何をすれば症状がよくなり、何があったら悪くなるのか、さっぱり見当がつかなかったのです。

アトピーという言葉そのものが、この病気のむずかしさをあらわしていました。語源であるギリシャ語のatoposは「奇妙でよくわからない」という意味なのです。

それでも、今日までに多くの知識と経験が積み重ねられ、アトピーはもう「奇妙でよくわからない」病気ではなくなりました。

ていねいに原因を突きとめて解消していく原因療法によって、日常生活に支障がないところまで治せるのです。

アトピーの原因は免疫変調物質

アトピーは遺伝によるもの？

30年くらい前までは、アトピーは遺伝性の病気だと思われていました。

アトピー性皮膚炎の患者さんを診断するときは必ず、「お父さんかお母さんにアレルギーの人はいますか？」と聞いていました。その答えが「いません」だったら、アトピーと診断できないことになっていたのです。

いまでは考えられませんが、そのころの常識も完全な見当違いではありませんでした。

まだ日本が現代のように化学物質がこれほど身のまわりにあふれていなかった時代、アトピーは、先天的に肌が弱く、アレルギーを持っている人だけに起きるものだったからです。

しかし**現代のアトピーは**、一部にそのような遺伝的素因がからむことはあっても、これまで述べてきた**皮膚のバリアの破壊と日常生活に入り込んでいる免疫《めんえき》に変調を起こす物質（免疫変調物質）が原因**なのです。

親にアレルギーがなくても、小さいころから20代、30代くらいまでの免疫の成長が活発な時期にそういう免疫変調物質にさらされていれば、いつアレルギー体質になって、アトピーになってもおかしくないのです。

アレルギーとアトピーの違いは？

アレルギーとアトピーはよく混同されます。

ざっくり分けると、アレルギーというのはもう少し大きなくくりだと思ってください。

接触アレルギーでも金属アレルギーでも花粉症でも、免疫が本来反応しなくてもいいような外部のものに過剰に反応するのがアレルギーです。

一方、**アトピーというのは、**そのなかでもハウスダストやダニの死骸《しがい》、カビに代表される**縁を切りたくてもなかなか切ることができない、身のまわりにいくらでもある物質に対するアレルギーをもつ、もう少し狭い意味でのアレルギー**なのです。

アトピーはなぜ治りにくいのか？

アトピーが治りにくいのは、まさにここに理由があります。原因となる物質から逃げることがむずかしいからです。

エビやカニにアレルギーがあっても、食べなければいいわけです。金属アレルギーなら、その金属を身につけるのをやめたり、歯の詰め物を外したりすればいいのです。

やっかいな花粉症ですら、逃げようと思ったら逃げられます。その時期だけその花粉のない土地に避難すればよいのです。

要するに、**簡単に避けられるアレルゲン（アレルギーの原因物質）についてはアトピーとは呼びません。**

それに対して、ハウスダストやダニの死骸やカビは、本当にどこにでもあります。どこにでもあって、目には見えません。逃げたくてもなかなか縁を切ることができません。

だから、アトピーは治りにくいのです。

アレルギーとは免疫システムが狂うこと

ここで、アレルギーとはどういう状態かを簡単におさらいしておきましょう。

アレルギーを一言であらわすと「免疫が誤って暴走すること」です。

第2章でも説明しましたが、免疫とは、人の体にもともとそなわっているもので、外敵を撃退する仕組みです。

皮膚や粘膜から外敵が入り込んでくると、ランゲルハンス細胞という樹状細胞がその情報をキャッチして、リンパ節にその情報を知らせにいきます。

リンパ節は免疫の司令塔で、そこにはリンパ球の一種であるT細胞を含め、さまざまな免疫細胞が集まっています。「ヘルパーT細胞」は最高司令官として、ほかの細胞（B細胞）に抗体をつくらせたり、ほかのリンパ球に外敵を攻撃させたり、その他の白血球にその後始末をさせたりしています。これが正常な免疫の防御反応です。

この**免疫の働きがさまざまな免疫変調物質のせいで狂ってしまうのがアレルギー**です。

免疫が正しく働かなくなると、ハウスダストや花粉など、反応しなくてもいい外部のものに過剰に反応するようになります。そして、それらを攻撃するだけではすまなくて、かゆみや咳《せき》を引き起こすＴｈ２（アレルギー）型のサイトカインまで撒《ま》き散らします。

その症状があらわれるのは皮膚にかぎりません。鼻の粘膜《ねんまく》に出ると花粉症やアレルギー性鼻炎《びえん》、目の粘膜に出るとアレルギー性結膜炎《けつまくえん》、気管支の粘膜に出るとアレルギー性喘息《ぜんそく》になります。すべて根っこは同じということです。

アレルギーは現代病

現代でも、文明の未開なアフリカやアマゾンの奥地にはアレルギーはありません。寄生虫や伝染病の細菌やウイルスの対処にリンパ球が大忙しで、アレルギーなんか起こしている余裕などない、というのが昨今となえられている衛生学説です。

はたして、アレルギーの原因はそれだけでしょうか。

現代の生活には、かつてなかった免疫変調物質があふれ、私たちは知らず知らずのうちにそれらを体の中に取り込んでいます。

ちょっと挙げただけでも、自動車の排気ガス、工場の煙、光化学スモッグ、黄砂《こうさ》、ＰＭ２・５などの微粒子、食品添加物、農薬、水道水の中の塩素、抗生物質……。

これらの物質がアレルギーの原因だと聞くと、**アレルギーが現代病**だといわれるのはもっともなことだと思えるでしょう。

そう考えると、いま、60代や70代でアレルギーの人が若い人ほど多くない理由も想像がつくでしょう。20代や30代という免疫が発達する時期にこういった免疫変調物質にそれほどさらされていなかったからです。

高齢になってからアトピーを発症することはさほどありません。免疫機能をつかさどるT細胞は若いころほど活発に分裂《ぶんれつ》しないからです。

一方、**現代の子どもたち**はどうでしょうか。

T細胞が盛んに分裂している時期にいろいろな化学物質に囲まれ、さらに添加物たっぷりの食品を体内に取り込んでいるのです。T細胞がまともに働かなくなるのは容易に想像できます。

また、幼少時からの**抗生物質の乱用や、衛生的になりすぎた環境のせいで、免疫に関係する腸内細菌叢《そう》に変化が生じ、アレルギーを助長している**こともわかってきました。

このような体の異変は次の世代、さらに次の世代へと引き継がれます。ですから、食品添加物をはじめ、化学物質で避けられるものは避けなければなりません。

いま、中国ではアレルギーはまだそれほど問題になっていません。

しかし、かつての日本と同じように生活が変わっていけば、50年後には確実にアレルギー患者が激増することでしょう。

アトピーが起きる2つの条件

それではあらためて、アトピーの説明をしたいと思います。

アトピーは2つの条件が揃ってはじめて成立します。

・第1の条件　アレルギーがあること。
・第2の条件　皮膚のバリアが弱いこと。

つまり、皮膚のバリアがしっかりしていれば、アレルギーがあってもアトピーにはなりません。逆に、皮膚のバリアがどれだけ傷《いた》んでいても、アレルギーを起こさなければアトピーにはなりません。

現代はこの2つの条件が揃いやすい環境です。アレルギーを引き起こしやすい免疫変調物質が今日、身のまわりにあふれていることはすでにお話ししたとおりです。

最近の研究により、表皮細胞どうしを接着する「フィラグリン」分子の欠損や低下がある人たちにアトピーが高率に発症することがわかってきました。

同時に皮膚のバリアが傷つく要因も増えています。

たとえば、洗浄力の強いボディソープで毎日ゴシゴシ体を洗っていると、皮脂膜《ひしまく》や細胞《さいぼう》間脂質《かんししつ》が溶けて流れ出し、皮膚のバリアはたちまちズタズタになってしまいます。

これら2つの条件はどのように結びつくのでしょう。皮膚表面のバリアが傷つくと、第2章でお話しした、表皮にいるランゲルハンス細胞が外敵にふれやすくなります。

ランゲルハンス細胞は外敵を察知すると、その弱点を知らせに、リンパ節に移動しT細胞に抗原提示をします。

そこで免疫システムが正しく働けばいいのですが、アレルギーがあって、正常の反応をするTｈ1細胞とアレルギーを起こすTｈ2細胞の力関係が狂ってしまうと、いままでになかった異常な反応を引き起こし、人間の体にたいした害もないハウスダストやダニ、カビにも過剰な反応をするようになります。それがアトピー性皮膚炎になってあらわれるのです。

間違いだらけの子どものアトピー診断

子どもの湿疹はアトピーか？

湿疹ができている赤ちゃんや小さな子どもを連れてきたお母さんは、よく開口一番、「小児科の先生にアトピーだといわれました」といいます。

「どうしてアトピーだとわかったんですか？」と聞くと、たいていの場合、「子どもにできる湿疹だからアトピーだといわれました」という答えが返ってきます。

なんとも雑でいい加減な診断です。だから、皮膚科専門医を探してきたわけでしょうが……。

子どもに湿疹ができたら即アトピーということではありません。虫刺されを掻きこわしても湿疹はできますし、汗でかぶれても湿疹はできます。

アトピーかどうかをはっきりさせるには血液検査をする必要があります。血液検査をして、「IgE《アイジーイー》抗体」というアレルギーを起こす抗体の量が多くて、いろいろなアレルゲンに対してアレルギーがあれば、そこで初めてアトピーだという診断がつきます。
じつは、**小児科の先生にアトピーだといわれた子どもの血液検査をして、本当にアトピーなのは半分くらいです。**

残り半分の多くは、使っている洗濯洗剤やシャンプーによるかぶれです。

かぶれがアトピーの発端になることも

洗剤やシャンプーによるかぶれだからといって、けっしてあなどってはいません。**かぶれているということは、すでに皮膚のバリアがかなり傷ついている状態です。**そういうところからは細菌、ウイルス、花粉、ハウスダスト、ダニの死骸などが容易に侵入します。

そこを掻《か》きむしったりしていると「経皮感作《けいひかんさ》」が起こりやすくなります。経皮感作とは第2章でも少しふれましたが、皮膚でランゲルハンス細胞がアレルギーの原因物質を認識して、それが全身性のアレルギーに拡大してしまうことです。

たとえば欧米では、子どものピーナッツアレルギーが増加していることを受けて調査をおこなったところ、その子どもたちの多くは乳幼児のころにピーナッツオイルを保湿剤として使用していたことがわかりました。皮膚を通してピーナッツがアレルギーの原因物質になってしまっていたのです。

日本では、「茶のしずく石鹼」という洗顔石鹼の一件がよく知られています。この洗顔石鹼には小麦の分解タンパクが入っていました。小麦なんてごくありふれた食材です。パンやうどんの材料としてずっと食べてきたにもかかわらず、突然、小麦アレルギーになったのは、洗顔によって小麦タンパクが抗原という形で提示され、経皮感作が起こったためです。そこで小麦に対してアレルギーを獲得してしまったのです。

皮膚のバリアが強ければアトピーにならない

ですから、かぶれを軽く考えてはいけません。洗剤やシャンプーによるかぶれでも、きちんと治して皮膚のバリアを正常に戻しておかないと、皮膚を通してハウスダストやダニの死骸などにアレルギーを持って、のちのちアトピーを引き起こしてしまうことがあります。

皮膚のバリアを丈夫にしておくことは、それほど大切なのです。

くり返しますが、アトピーは「アレルギーがある＋皮膚のバリアが弱い」の２つの要因がそろって成立します。**皮膚のバリアがしっかりしていれば、アトピーにはなりません。**

子どものころはアトピーがひどかったけれど、大人になって出なくなったという人がときどきいます。それも皮膚のバリアの強さが関係しています。

血液検査をしてみるとアレルギーが消えてなくなったわけではないけれど、子どものころより皮膚のバリアが強くなったので、アトピーの症状は出なくなったというわけです。

内科医でも皮膚科を名乗れる不思議

それにしても、内科や小児科の医師はなぜ、子どもの湿疹を見るとすぐにアトピーだというのでしょうか？

お母さんに「どうしてアトピーなのか説明してくれましたか？」とたずねると、「子どもの湿疹はアトピーだそうです」というばかり。

「検査はしましたか？」と聞くと、「いいえ」。

残念ながら、こういうことは非常に多いのです。

検査もせずにアトピーだと診断している理由はいくつかあります。

まず、**そういう診断をしている医師は、アレルギーやアトピーに関する専門知識を持っ**

ていません。

「内科・皮膚科」「小児科・皮膚科」「内科・小児科・皮膚科」と看板に併記してある病院を街なかでよく見かけると思います。

たいていの人はそれを見ると、それぞれの分野の先生が１人ずついると思うか、掲げている分野のすべてを専門にしている優秀な先生なのだと思うでしょう。

でも、ここには日本の医学界の不思議な「自由標榜《ひょうぼう》制」がからんでいます。

現在の日本においては、医師免許を持っていて初期研修を受ければ、麻酔科を除くすべての診療科名を「やってます」「できます」と掲げることができるのです。

おそらく内科や小児科を専門とする医師は、「もうひとつくらい皮膚科も書いておくか」程度の気分なのだと思います。

「3歳にならないと検査をしてもわからない」はウソ

乳幼児の場合、血液検査をしないことについては、もうひとつ大きな理由があります。

それは「**血液検査ができないから**」です。

なぜできないのかは単純な話で、**赤ちゃんの細い血管に針を刺すのは至難の業《わざ》だから**です。腕に自信がなければ、やりたくないでしょう。うまくできなくて、「あの先生は採血が下手《へた》だ」などといわれたら、評判を下げるばかりです。

雑な診断をする医師のなかには、「3歳児までは血液検査ができない」という人がいます。でも、多くの場合、本当の理由は「自分にはできない」からなのです。

「3歳にならないと検査をしてもわからない」と理由をすり替えていますが、本当は自分にその技術あるいは自信がないだけです。0歳でもその気があれば検査はできるのです。「赤ちゃんや小さな子どもを連れていくつも病院を回るのは大変だから、できれば小児科で全部診てもらえれば助かる」というお母さんの気持ちはよくわかります。それで治ればいいでしょう。

でも、処方された薬を塗っても治らなかったり、治らないからといって二度も三度も薬を出し直したりするようなら、皮膚科の専門医、看板に「皮膚科」としか書いていないところを訪ねることをおすすめします。

もちろん、これは赤ちゃんや子どもにかぎらず、大人でも同じことです。

それでも**特に乳幼児には注意が必要です。**それは、免疫のシステムがまだ発達中でランゲルハンス細胞もデリケートだからです。**ここで不適切な治療（原因を特定せずに対症療法**

法だけつづけること）をすると、やがて本当のアトピーを発症してしまいます。

ステロイドはこわい薬なのか？

塗り薬を3種類以上混ぜて処方するのはヤブ医者

皮膚科を兼ねている内科や小児科で「とりあえずこれを塗ってみてください」と出される薬には何が入っているでしょうか？　じつは、そこでもデタラメなことが結構多いのです。

きちんと内容をチェックしてみましょう。ステロイドと抗生物質と抗真菌《こうしんきん》剤（カビの薬）が混ざっていたりしませんか？

専門医からすると信じられない話です。**「とりあえず3つ混ぜて出しておけば、どれかひとつくらい効くだろう」と思っているのが丸わかりです。**

保湿剤などを混合してステロイドの量を減らそうとする2種類ならまだわかりますが、3種類以上はありえません。

検査も説明もなく、３種類以上の塗り薬を一緒に処方されたら、やはりそこは受診するのをやめたほうがいいでしょう。知識も自信もない証拠です。

どんどん強い薬になるのはなぜか？

湿疹ができたときによく処方される塗り薬にステロイドがあります。でも、不用意にステロイドをだらだら塗っていると、薬がだんだん効かなくなってきます。

どういうことかというと、ステロイドは抗炎症剤としては非常にすぐれています。皮膚が荒れている原因が単純なかぶれであれば、すぐにそれでおさまります。

では、アレルギーやアトピーの場合はどうでしょうか？

アレルギーやアトピーで皮膚が荒れている場合でも、ステロイドを塗ると表面の炎症はいったんはおさまります。そこで患者さんはひとまず安心します。しかし、**原因を取り除いていなければ、間違いなくまた同じ症状が出てきます。**

そこで患者さんはまた薬をもらいにいきます。それを何度もやっているうちに、だんだ**ん効かなくなり、どんどん強い薬が出されるようになる**のです。

当然、患者さんは不安になってきます。そこでやっと皮膚科の専門医にかかります。

そういう患者さんは口をそろえて「ステロイドはこわい」といいます。

もっともだと思います。説明もなく薬を処方されつづけて、効かなくなってきたら、だれでもこわくなるでしょう。「ステロイドはこわい」というイメージが世間に染みついてしまっている背景もあるのでなおさらです。

そこで患者さんに「そもそもそのアレルギーの原因は何だといわれましたか？」と聞くと、必ずといっていいほど「知りません」「聞いていません」という答えが返ってきます。

やはり、血液検査やパッチテストといった必要な検査をしていないのです。これは患者さんが子どもでも大人でも同じこと。

ステロイドがダメなのではなく、検査をして、その原因を治療していないから、同じことが起こるのです。

正しい知識もなく、対症療法的にステロイドを処方するだけの医師のなかには「ステロイドはこわくありません。徐々に減らして、よくなったらやめましょう」という夢物語を語る人もいます。

でも、何度もいいますが、原因を取り除かなければ、必ず症状はぶり返します。ステロイドがやめられないまま、結局はステロイドが処方されていくことになります。

「ステロイド＝悪」のイメージをつくったテレビ番組

ステロイドについては、これまで機会があるたびに正しいことを伝えようとしてきたのですが、まだまだ漠然《ばくぜん》とした不安を持たれる方が多いので、ここでもう一度説明しておきたいと思います。

ステロイドが「こわい薬」というイメージをつくったのは、もともと『ニュースステーション』という報道番組（テレビ朝日系）です。

1992年、アトピーとステロイドに関する特集が組まれ、「ステロイド＝悪」というレッテルが貼られてしまいました。

その偏《かたよ》った報道のせいで、それまでステロイドを使っていた多くのアトピーの患者さんが苦しむことになりました。リウマチの患者さんにとっても、ステロイドは当時、命綱といっても過言ではないほど大切な薬だったのに、大変不幸なことです。

この番組はその後、「所沢の菜っ葉から高濃度のダイオキシンが検出された」と報じて風評被害を巻き起こしたことでも有名です。

その後、日本皮膚科学会で対策委員会を立ち上げ、ステロイドの適正使用について、正しい知識を広めようと長年努力してきた結果、ようやく世間でも少しずつ理解が進んできました。

でも、それだけに、皮膚科が専門ではない医師がいまだにステロイドを正しく処方せずに、患者さんの苦痛を長引かせているケースが後を絶たないのは残念でなりません。

抗炎症作用と免疫抑制作用

ステロイドは正しく使えば、非常に有益な薬です。すぐに炎症を抑える目的であれば、驚くほどの効果を発揮します。

ステロイドには塗り薬のほか、飲み薬や注射もありますが、皮膚科でステロイドを使うのは塗り薬がほとんどなので、ここからは塗り薬のお話をします。

たとえば、やけどです。熱湯がかかると、皮膚組織に損傷が起き、表皮細胞や真皮細胞から炎症性のサイトカインが一気に出て、その結果、水ぶくれができます。これは「２度のやけど」と呼ばれるものです。

でも、**熱湯がかかった直後に患部にステロイドを塗ると、水ぶくれになることもなく、翌日にはあとかたもなく治ってしまうこともあります。**

炎症は「カスケード（＝滝）反応」といって、Ａの物質がＢに変わる、するとそのＢという物質がCがDに変わるのを助けるというように、滝のごとくどんどん爆発的に広がっていきます。

でも、**その最初の段階でステロイドを塗ると、どうなるでしょう。ステロイドの持つ抗炎症作用で、その反応をすべて抑えてしまうこともできる**のです。

また、ステロイドには抗炎症作用と同時に**「免疫抑制作用」**があるので、**感染性の病気には使えません。**免疫が抑制される、すなわち正常の免疫システム（Th1型）の働きが弱くなると、病原体の増殖を止められなくなるからです。

第3章で述べた**「とびひ」にステロイドを塗ると悪化する**のは、このためです。

水虫も白癬菌《はくせんきん》という真菌（カビ）を病原体とする感染症なので、**水虫にはステロイドを塗ってはいけません。**

外用ステロイドの副作用

では、塗り薬のステロイドの副作用について、まとめておきましょう。

先に断っておきますが、おどろおどろしく語られるステロイドの副作用――副腎《ふくじん》が萎縮《いしゅく》する、顔が丸くなる（ムーンフェイス）、お腹だけぽっこりした体型になる（中心性肥満）、骨がもろくなって骨粗鬆症《こつそしょうしょう》になる、血圧が上がる、糖尿病を引き起こす、血管がもろくなる、髪が抜けるなど――はほとんどが全身投与、つまり飲み薬や注射で使用した場合のことです。

皮膚疾患《しっかん》に使用する塗り薬のステロイドが上記のような全身性の副作用を起こすことはまずありません。皮膚科専門医の指示のもと、正しく（＝量と部位を守る）外用しているかぎり、そのようなことはないので安心してください。

その前提でいえば、塗り薬のステロイドの副作用はおもに２つあります。

１つめは、**血管が浮いて皮膚が赤くなることです。**ステロイドには血管を収縮させる働きがあり、長く使っていると血管がなれてしまい、収縮しなくなるわけです。するとつねに毛細血管が開きっぱなしの状態になって、**いつも皮膚が赤く見えるようになります。**

２つめは、**皮膚が薄くなること**です。ステロイドをたくさん塗ると、真皮の中のコラーゲンの増殖《ぞうしょく》が抑えられ、皮膚が萎縮します。

すると皮膚全体が薄くなって、**内出血を起こしやすくなったり、傷つきやすくなったりすることがあります。**

塗る場所と期間に要注意

ステロイドは慎重に用いるべき薬です。副作用を起こさないようにするには、**「どれほどの強さのステロイドを、どこに、どれくらいの期間使用するか」が重要です。**

ステロイドの強さは「ウイーク」「ミディアム」「ストロング」「ベリーストロング」「ストロンゲスト」の5段階に分けられています。

そこで考えなければならないのは「皮膚の厚さ」です。

手のひらや足のうらは皮膚が厚いので、強いステロイドを塗っても、副作用は起こりにくいのです。一方、**顔など皮膚の薄いところには強いステロイドを塗ってはいけません。**すぐに前述の副作用が出てしまいます。

また、どれくらいの期間使用するのかですが、先に挙げたひどいやけどの例では、そのとき1回限りです。

弱いステロイドでも、長期間使っていると副作用が出ます。

でも、そういったことを知らないで不用意にステロイドを処方する医師は、皮膚が薄い顔に強いステロイドの塗り薬をたくさん出して「塗っといて」などと無責任なことをいうのです。

市販薬「フルコートｆ」を顔に塗らない

市販されているステロイドの塗り薬もあります。たとえば、「フルコートｆ」は強さではストロングで、市販薬としてはもっとも強いレベルです。

このフルコートを、便利だからと誤用している人が少なからずいるのです。

手湿疹などの炎症を一時的に抑えるためには便利ですし、手に塗っているかぎり、副作用が出ることはほとんどありません。でも、顔など皮膚の薄いところに塗ってはいけません。

ステロイドは血管を収縮させるため、「赤みが引いて、肌がつるつるになる」という理由で、化粧下地として使っている人がまれにいますが、絶対にやめてください。元に戻すのが大変です。

アトピー治療にステロイドを使う意味

では、ステロイドはアトピーに有効かといえば、有効です。もちろん、正しく使えば、という条件つきですが。

抗炎症作用があるので、皮膚が炎症を起こしている場合に一時的に使用すると、高い効果を発揮します。

しかし、少しややこしいのですが、**ステロイドを塗って皮膚の表面がきれいになるのは、「抗炎症作用」だけでなく、もうひとつの作用である「免疫抑制作用」も働いているからだ、ということを知っておきましょう。**

免疫抑制作用が働くと、免疫機能全体を抑え込み、狂った免疫システムの暴走も止まります。そこで症状は落ちつき、皮膚の荒れもおさまります。

ここまで聞いたかぎりでは、それのどこが悪いのか、疑問に思われるかもしれません。

問題は、根本の原因を取り除かないかぎり、中止すればすぐにまた元の悪い状態に戻ってしまうことです。そして、使用をつづけていると副作用が起こります。

加えて、免疫抑制作用により正常の免疫システム（Ｔｈ１型）の働きが抑えられると、**外からのウイルス（ヘルペス）や細菌（とびひ）に対する抵抗力も弱くなります。**

つまり、**ステロイドは〝解熱剤〟と同じイメージで、緊急時のみ使うべき薬**なのです。

熱があるから解熱剤を飲むのは自然なこと。そこで熱が下がったらもう飲まない。

ステロイドをずっと使うのは、「細菌が原因で肺炎になって熱が出ているのに、解熱剤を飲みつづけるようなもの」です。それでは治りません。根本の原因である細菌を殺す抗生剤の投与が必要なわけです。

ですから、**アトピー治療におけるステロイドの出番は、炎症を鎮め、そのあいだに原因を除去し、皮膚のバリア機能の回復を助けるための時間かせぎでしかないのです。**

それなのに、塗ればとりあえずきれいになって、患者さんも欲しがるからと、その場しのぎの抗炎症作用を目的に、長期で、しかもだんだんと強くなっていくステロイドを処方する医師が少なからずいるのは非常に残念です。

くり返しますが、治すためには、根本の原因を明らかにして、原因を取り除くことです。

原因療法できちんと治す

ひとつずつ原因を除いていく治療法

「ステロイドやめたいんです」という患者さんはたくさんいます。そういう患者さんに私はまずこう話します。

「では、原因から調べましょう。あなたがやらないといけないのは、ステロイドをやめることが先ではなくて、原因をなくすことが先なのですよ」

それでもアトピーやアレルギーの原因を調べるのは容易ではありません。それは原因が1つや2つではないからです。

仮にハウスダストがアトピーを引き起こしているおもな原因であっても、シャンプーや金属など、ほかにもいろいろなアレルギーが重なっていることが多いのです。**からまった糸を解きほぐすように原因をひとつずつとり除いていく、「原因療法」でなければなりません。**

原因療法に取り組む医師は、次のような手続きで治療を進めます。この方法はアトピーが疑われる場合はもちろんですが、その他の疾患《しっかん》でも同じことがいえます。

①問診をして、患者さんの話を聞き、皮膚の状況をつぶさに観察する。
②原因を特定するために、血液検査やパッチテストといった皮膚科学的検査をする。
③検査の結果が出たら、それぞれの患者さんに原因をくわしく説明する。
④患者さんにひとつひとつ原因を取り除く方法を指導する。

⑤経過を観察しながら原因除去ができていないところをフィードバックする。

このように書くと、皮膚科が専門でもない医師が原因療法に取り組まない、あるいは取り組めない理由がわかるような気がしませんか。

率直にいって、**時間と手間がかかります。**

問診もせず、皮膚の観察もせずに、「とりあえずこれ塗っといて（＝それでよくなれば終わり）」の「対症療法」なら、診察は５秒もかかりません。

患者さんにも「治す」意志が必要

一方、患者さんの側も協力することが求められます。患者さんには次のようなことをしてもらわなければなりません。

①問診で聞かれることについては、包み隠さず話しましょう。

問診では「いつから症状が出ましたか？」「どういうときにひどくなりますか？」「季節で変化はありますか？」「動物を飼っていますか？」「前の病院ではどんなことをいわれて、

どんな薬をもらいましたか?」など、さまざまな質問をします。

皮膚科の医師からするとごく当たり前のことですが、問診をきちんとしない専門外の医師は結構多いのです。

「こんなに細かく聞かれたことはない」と戸惑うかもしれませんが、正直に話しましょう。また、「口を開けて見せて」といわれても、びっくりしないでください。歯の中の金属の詰め物が悪さをしていることもあるので、その確認です。

②検査には協力しましょう。

アトピーを含め、アレルギーの検査はおもに血液検査とパッチテストです。

検査に抵抗を感じる患者さんもいます。「面倒だ」「血液を採られるのは嫌だ」「赤ちゃんに針を刺すなんて」など、さまざまな気持ちがあるでしょう。

でも、検査をしなければ原因はわかりません。先へ進めないのです。

先に簡単に説明しましたが、パッチテストとは、原因と考えられる物質を(刺激のない濃度にまでうすめて)パッチプラスターにつけ、背中に貼って反応を調べるものです。

検査する物質はクリニックにある金属の試薬、それに普段、患者さんが使っているものでアレルゲンとして疑われるもの（シャンプーや洗剤など）です。

家で使っているものを全部持っていかなければいけない、背中にシールを貼っているあいだは入浴もシャワーもできない、２日後、３日後に判定のためにふたたび病院に行かなければいけない、と患者さんにとっても多少わずらわしい思いをすることになりますが、大切な検査なので頑張りましょう。

③一緒に原因を突き止めましょう。

ハウスダストやダニの死骸にアレルギーがあるとわかったら、医師はさらに「どんな布団や枕を使っていますか？」「カーペットの毛足の長さはどれくらいですか？」「カーテンは？」「ソファは？」など、生活環境を細かくたずねます。

ささいなことが原因になっていることがあるので、材質や使用期間、使用状況など、できるだけ正確に、もちろん正直に答えてください。

経験を積んでいる専門医であれば、さまざまな事例を知っているので、正確な状況を伝えてもらえれば、よりはっきりと原因を絞り込むことができます。

④いわれたことを実行しましょう。

医師はアレルギーの原因を取り除くために、さまざまな指導をします。たとえば、洗剤やシャンプーが原因であれば、パッチテストの結果から陽性のものは中止してもらいます。

洗濯洗剤がかぶれる場合は、洗濯の仕方まで指導します。洗濯洗剤はシャンプーと違って皮膚に直接ふれることはないので、使用量を減らし、すすぎを増やすよう指導します。要は衣類に残っていなければいいのです。

最近は「すすぎ1回」が推奨されているようです。たしかに節水や時短にはなりますが、洗剤アレルギーがあるなら洗濯方法を変えることを優先しましょう。

アレルゲンと生活上の具体的な変更ポイントをいくつか挙げておきます。

【洗濯洗剤】：すすぎを倍以上にすること。洗剤は半量以下にする。

【水道水の塩素】：蛇口に塩素除去活性炭入りのフィルターをつける。

【金属アレルギー】：歯科に依頼し、歯の詰め物を保険適用内でセラミックに替えていく。

【ハウスダスト（ダニの排泄物）やダニの死骸】：性能のきちんとした抗ダニ布団の使用

をすすめる（通販などで売っている名ばかりの防ダニ寝具でなく、東レの「アンテル」という特殊な繊維を使ったカービックジャパンの「クリニックふとん」や帝人の「ミクロガード」という高密度生地の寝具などがいい）。カーペットを外してフローリングにする。布製のソファを捨てる。ぬいぐるみと一緒に寝ない。

【スギ花粉】：スギ花粉は２〜４月にかけて目や鼻の粘膜にかゆみを生じる「花粉症」ばかりが注目されがちだが、この時期、露出部の皮膚に花粉が付着してかゆみを生じる「スギ花粉皮膚炎」の存在もあなどれない。外出後には必ず露出部（顔、首、手）を洗い流す習慣をつけること。

こういった細かい具体的な指導をせずに、「掃除をこまめに」くらいしかいわない医師が多いのですが、それではあまりにも無責任です。ここまで指導しなければ、検査をしてもあまり意味がありません。

こうして原因がはっきりして、原因を除去する対策も立てられたら、あとは患者さんや家族のみなさんの実践がカギとなります。

⑤まだ気になる症状があるなら、ほかに原因がないかを話し合いましょう。

原因をひとつずつ除いていきますが、症状が改善されないようであれば、ほかに原因があるのかもしれません。一緒に探りましょう。

また、原因を解明して取り除く最中に、塗り薬や飲み薬が処方されたら、それらについても指導を守りましょう。

「経口免疫療法」とは?

アレルギーを「食べて治す」仕組み

アレルギーの原因物質を少しずつ経口摂取する（口から食べる）ことで、アレルギーが起きにくくなるという現象が近年わかってきました。

たとえば、スギ花粉に対してアレルギーがある花粉症の人がスギ花粉エキスの入ったキャンディーを少しずつなめたり、卵や小麦にアレルギーがある子どもでも少しずつそれらを与えることで、アレルギーが徐々に軽くなる、ということです。

このような現象を「経口免疫寛容《けいこうめんえきかんよう》」といいます。文字どおり、「口を経て、免疫が寛容になること」です。これを利用した治療法が「経口免疫療法」です。

口から、少しずつ摂取することが重要です。アレルギーは口から入れると免疫寛容（抗原に対して免疫反応を起こさない状態）が起こり、皮膚や鼻粘膜、気道粘膜にふれると感《かん》作《さ》（抗原に対し免疫反応を起こす状態）するのです。

何を食べてもアレルギーを起こしてしまうので、食べるものがなくなってしまうというつらい子どもにとっては朗報でしょう。

ただし、**経口免疫寛容という仕組みがあるからといって、食べたらだれでも治るというわけではありません。**経口免疫療法は認識されるようになってきているとはいえ、まだ発達途中の治療法です。自己判断でおこなわず、必ず医師の指導のもとでおこなってください。

2017年には牛乳アレルギーの子どもに対しておこなわれていた経口免疫療法中に、牛乳摂取後に呼吸停止となる重篤《じゅうとく》な事象が起こってしまいました。原因は調査中です。

どれくらいの量をどれくらいの期間をかけて摂取していくかは、年齢やアレルギーの程度に応じて、厳密な計画を立て、管理をおこなうことが必要です。

信頼できる医師の見つけ方

症状の原因を聞いてみる

アレルギーやアトピーの治療には、患者と医師の両方が「治すんだ」という強い意志を持ち、信頼関係で結ばれていることが不可欠です。これを「アドヒアランス」と呼びます。

では、どのような医師が信頼できるのでしょうか？

少なくとも、問診や検査をしない医師にかかっていてもアレルギーやアトピーは治りません。そして、そういう医師は内科や小児科との兼業医師に多いのも確かです。

信頼できるかどうかを見分けるには、「なぜこんな症状になるんですか？」と自分の症状の原因を正面から聞いてみるのも手です。「まあ、いろいろあるんだよ」では答えになっていません。

きちんと説明してもらえないようであれば、そこに通うのはやめるべきです。原因もわかっていない医師に塗り薬を出されても、こわくて塗る気になれないでしょう？

大学病院でアトピーは治せるとは限らない

一方、大学病院ならアトピーでも最先端の治療が受けられるのではないかと思われるかもしれませんが、そうでもありません。

大学病院の先生方の大半は自分の研究（たいていは難病など特殊な病気に関するもの）が優先で、アトピーやアレルギーの外来の患者さんの診察は二の次です。残念ながら、外来の診察はさっさとすませて、自分の研究や雑用をしたい人がほとんどです。

アトピー患者の診察経験が豊富な皮膚科専門医がどれくらいいるかといえば、10人に１人もいないでしょう。さらに雑用でいそがしく、時間もありません。それでは時間をかけて原因を取り除く指導などできるはずがありません。

それに加えて、担当医師もしょっちゅう代わります。

風邪《かぜ》で大学病院に行っても意味がないのと同じように、アトピーで大学病院に行っても あまり意味がないのです。

こういったことを踏まえて、信頼できる医師を見つけてください。医師と二人三脚でアレルギー、アトピーに立ち向かい、不安や憂鬱《ゆううつ》から解放されて、おだやかな毎日を送っていただきたいと思います。

第6章　健康は皮膚からはじまる

皮膚と腸の深い関係

腸内環境の悪化が皮膚にあらわれる

近年、腸の中にいる細菌叢《さいきんそう》（腸内フローラ）が免疫《めんえき》のカギを握るなどとして、腸が注目されています。腸は〝第二の脳〟とまでいわれています。

「皮膚は内臓の鏡」という言葉を先に紹介しましたが、**皮膚と腸は相棒といっていいほど、強い関係で結びついています。**

実感のある人も多いと思いますが、吹き出物やニキビができたり、肌が荒れたりするときは、たいてい便秘をしていたり、おならや便が臭かったりするでしょう。

腸内環境が悪化して、腸内の悪玉菌《あくだまきん》が優勢になっている証拠です。そうして増えた有害物質や発がん性物質は腸内で吸収され、血液を介《かい》して全身に運ばれていきます。

皮膚にトラブルがあるときは、生活習慣や食事が腸内環境を悪化させていないかを見直してみましょう。

そもそも現代の食生活は、外食、調理済み食品、加工食品などの利用が増えたため、全体として高タンパク、高脂質《ししつ》になっています。

このような栄養の偏《かたよ》りも、腸内の善玉菌《ぜんだまきん》を減らし、悪玉菌を増やしています。

いまでは、それがアレルギー性疾患《しっかん》の増加につながっていることがわかっています。

腸内環境をよくするためには、私も実践《じっせん》していることですが、発酵《はっこう》食品や食物繊維を積極的に摂《と》ることです。

皮膚と腸は〝免疫の相棒〟

皮膚と腸の関係はほかにもあります。

それは、免疫臓器どうしとしての関係です。皮膚と腸は〝免疫の相棒〟なのです。

両方とも免疫機能をつかさどり、外部と接して、外からの刺激に対して「関所」になっています。

皮膚はさておき、腸が外部と接していると聞くと、「体の中にあるものなのになぜ?」という違和感があるかもしれません。

でも、口から食道、胃、腸、肛門《こうもん》までは、外とつながる1本の管《くだ》のようなものです。たとえば、食べ物は外から口の中に入って、スーッとこの管を通り、便となって排泄《はいせつ》されていきます。そう考えると、**腸は体の中にありながら、「中のような外」なのです。**

外から入ってくるものは口か鼻か皮膚を通るので、気管支や消化管の中も外ということになります。

なぜ牛肉は「外敵」にならないか

免疫でもっとも重要な意味は「自己」と「非自己」、つまり「自分」と「自分以外」を区別することだといいました。それがめちゃめちゃになったら免疫が成立しません。

「外のもの」を「外のもの」と認識できて初めて、免疫は働きます。だから、ウイルスや細菌に対しては「外敵だからやっつけよう」という反応になります。

そして、その命令を下しているのが「T細胞」というリンパ球だという話は第2章でしました。その命令を下す最高司令官は「ヘルパーT細胞」といいますが、そのほか、ウイルスなどの外敵を撃退する「キラーT細胞」など、いろいろなT細胞がいます。

不思議なのは、普通の食べ物、たとえば牛肉は本来、「自分以外のもの」「外のもの」です。それでも、牛肉は「外敵だからやっつけよう」の対象にはなりません。

なぜ、牛肉はＯＫなのでしょう？

そこで、近年明らかになったのが、さらに別のＴ細胞「制御性Ｔ細胞」の存在です。

皮膚にも腸にも常駐している（すんでいる）Ｔ細胞がいて、「敵だ！　やっつけろ！」と命令するのですが、「いや待て、これは敵じゃない、大丈夫だ」となだめるのが「制御性Ｔ細胞」なのです。制御するのですから、まさに文字どおりです。

つまり**皮膚にも腸にも、正の免疫反応をになうＴ細胞**（エフェクターＴ細胞という）と**それにブレーキをかける制御性Ｔ細胞がいて、**このプラスとマイナスの働きによって、**全体として免疫システムを正しく動かしている**ということになります。

制御性Ｔ細胞は腸に多く、皮膚に少ない

皮膚と腸はどちらも免疫機能を果たしますが、その機能の果たし方には大きな違いがあります。性格が反対の２人が補い合っている感じといってもいいでしょう。

大きな違いは、制御性Ｔ細胞の数が多いか少ないかによるものです。

腸には制御性Ｔ細胞がたくさんいます。なぜなら、食べ物が通るからです。食べ物は人間が意識して取り入れているものなので、よほどおかしなものでないかぎり、「これは敵

じゃない」と判断してもらわなければなりません。つまり、腸は全体にちょっとゆるいというか、寛容なのです。

一方、**皮膚や気道粘膜にいる制御性T細胞の数は、腸に比べて非常に少なくなっています**。皮膚やこれらの粘膜は人間の意識に関係なく、さまざまなものにさらされているからで、外敵かどうかを厳しく判定してもらったほうがいいわけです。

血液中の2倍もの数のT細胞が皮膚に常駐しているのは、そのためです。

つまり、皮膚と腸は外からの刺激（非自己）をチェックする免疫の関所になっているわけですが、接触する刺激の質と量、そして役割分担から、**皮膚が「第1の関所」で、腸が「第2の関所」**ともいえるのです。

アレルギー体質になる理由

皮膚と腸のそれぞれにおける制御性T細胞の数の違いから、第5章で述べた「経口免疫《けいこうめんえき》寛容《かんよう》」も説明がつきます。

スギ花粉にアレルギーがある人が、スギ花粉の入ったキャンディーを少しずつなめるとアレルギーが軽くなるという**経口免疫寛容は、腸に制御性T細胞がたくさんすんでいるこ**

とを利用しています。「敵じゃない」「大丈夫、大丈夫」という認識を腸でつくってもらっているのです。

逆に、何を食べてもアレルギーを起こしてしまう場合（重症の食物アレルギー）は、腸にすんでいる制御性T細胞がもともと少ないと考えられます。「大丈夫」といってくれる制御性T細胞が少ないこのような人を、いわゆる「アレルギー体質」というわけです。

同様に、「茶のしずく石鹸」事件のことも説明がつきます。

小麦分解タンパクが入っていた「茶のしずく石鹸」を使用後、小麦にアレルギー反応を示す人が続出した事件でしたが、それまで小麦粉や小麦原料の食品を口にしても平気だったのに、アレルギーを起こしてしまったのはなぜか。

制御性T細胞がたくさんいる腸では小麦をふつうに「敵じゃない」と認識していたのですが、「茶のしずく石鹸」に含まれている**小麦分解タンパクが制御性T細胞が少ない皮膚では外敵と見なされ、アレルギー反応を引き起こしてしまった**（感作《かんさ》された）と考えられるわけです。

免疫のバランスを保つ皮膚と腸

制御性Ｔ細胞の存在とその働きが明らかになってきたことで、アトピーやアレルギー、免疫系の病気の解明がさらに進みました。

なお、制御性Ｔ細胞を発見したのは大阪大学の坂口志《さかぐちし》文《もん》特任教授で、その発見によりノーベル賞にもっとも近い日本人のひとりといわれています。

免疫でもっとも重要なのは、自己と非自己を認識して区別することです。その役割の中心をになっているのがＴ細胞です。人間の体が非常に巧妙な仕組みで免疫を維持していることには驚くばかりです。

しかし、**制御性Ｔ細胞が多いほどいいというわけではありません。**

制御性Ｔ細胞が働きすぎれば、免疫力が低下し、がん細胞も増殖しやすくなり、さまざまな感染症も起きやすくなります。

制御性Ｔ細胞の働きが弱ければ、自己免疫性疾患、すなわちリウマチ、糖尿病の一部、潰瘍性大腸炎《かいようせいだいちょうえん》、甲状腺炎《こうじょうせんえん》なども起きやすくなります。

そして、エフェクターＴ細胞のうちＴｈ２型のＴ細胞が、免疫変調物質がきっかけで暴走して外敵とみなさなくてもいいものにまで反応してしまい、制御性Ｔ細胞が手に負えない状態となる、それがアレルギーです。

要はバランスの問題です。皮膚や腸でこのバランスがうまく保たれているからこそ、健康でいられるのです。

皮膚常在菌という不思議

免疫には常在菌が必要

制御性T細胞については、さらに興味深いこともわかってきています。

なんと、常在菌や常在菌が出す物質が制御性T細胞の働きを調整しているというのです。いい換えれば、皮膚でも腸でも「免疫が正しく働くには常在菌が必要」ということになります。

常在菌は皮膚の表面を弱酸性の健康な状態に保っているだけではなかったのですね。

常在菌については、腸での研究がもっとも進んでいますが、最近は皮膚についても解明が進んでいます。

よい菌と悪い菌が両方いて機能する

第2章で説明したとおり、健康な皮膚には、善玉菌《ぜんだま》の表皮ブドウ球菌、日和見菌《ひよりみ》のアクネ菌、悪玉菌《あくだま》の黄色ブドウ球菌やマラセチア菌などが、バランスよくすんでいます。

「いっそのこと、悪玉菌を完全にやっつけることはできないのか？」と思うかもしれませんが、それは無茶というものです。

自然界には「人間にとって」よい菌と悪い菌が共存しています。それと同じで、**皮膚にもよい菌と悪い菌の両方がいてこそ、皮膚の常在菌なのです。**

人間は自然の支配者ではなく、人間の体も結局は自然界の一部だということでしょう。人為的なことでこのバランスを崩したりすれば、〝環境破壊〟というしっぺ返しがくるはずです。

皮膚の悪玉菌についても、一定以上に増加するのを抑えて、バランスを保つことが大事なのです。アフリカやアマゾンの奥地でアレルギーが起きないのは、もしかするとこの悪玉菌の存在のおかげかもしれません。

皮膚の声を聴く

皮膚を毎日チェックしよう

だれでも日に1回くらいは、自分の顔や体を鏡に映して見るでしょう。そのときにいつもと違うところに気づくことはないでしょうか。

「肌が荒れているのは、便秘がつづいているからかな」

「髪がよく抜ける」

「シミが増えてきたけど、これもそうだろうか」

このような観察はとても大事です。見えないところの不調が皮膚にあらわれることはよくあるのです。まさに「デルマドローム」です。

ほかにも、毛穴が開いている、口角《こうかく》が切れている、唇《くちびる》がガサガサしている、ニキビがたくさんできているといった皮膚の状態は、偏った食生活がつづいていることを示しています。

皮膚のいいところは自分の目で見えること。この点がほかの臓器とは違います。

つまり、**皮膚は毎日、自分で見てチェックできる健康のバロメーターになる**のです。

高血圧の方などは、自宅で血圧計をひんぱんにチェックしている人も多いようです。あるいは健康診断の数値に一喜一憂している人もいるでしょう。

いずれも大切なことですが、「数値」に頼らず、自分の体を自分の目でチェックできる、という点で皮膚ほど身近なものはないのです。毎日の皮膚チェックを心がけてください。

「皮膚が咎める」ことはしない

皮膚はとても素直な臓器です。結果がストレートに返ってきます。

たとえば、虫刺されを毎日掻《か》いていると、1年経っても2年経っても治りません。何も刺激しなければ自然治癒《ちゆ》力が働いて1週間ほどで治るのですが、掻きこわすと治らなくなる。黒子《ほくろ》だって、気にして毎日いじっていればがんになることもあります。

こうした状態を、私たち皮膚科医は「皮膚が咎《とが》める」といいます。**皮膚によくないことをすると皮膚はそれに反発してくる**のです。

これは、治療についてもいえることです。正しい処置をするとすぐ治ります。でも、間違った対処をしていると、長期間、つらい思いをすることになってしまいます。

ですから、皮膚病やアレルギー、アトピーなどの**疾患は、原因療法で根本から治しましょう。皮膚のケアも基本を大切にして**、洗いすぎたり、紫外線にあたりすぎたり、搔きこわしたりしないようにしましょう。

そうすれば、「皮膚が咎める」ことはありません。多少時間はかかっても、素直な臓器なので治ります。

また、逆のことをいうようですが、**軽い不調なら「しばらく様子をみて放っておく」というのもひとつの手です。**

私たちは「薬で治す」ことがクセになっていますが、放っておいても治す力が人間の体にはそなわっています。それが自然治癒力です。

ちょっと調子がわるくなると「すぐ薬を塗らないと」と考えるのではなく、皮膚の様子をみて判断していいのです。よかれと思ってやっていることが逆になることもあります。

大事なことは皮膚が咎めることをしないこと。**皮膚の声に耳を傾け、皮膚と相談しながら、という姿勢が大切です。**

日ごろから「皮膚が咎める」ことはしないように、日々のケアのポイントをもう一度挙げておきます。気をつけられるところから気をつけて、習慣にしていきましょう。

①洗いすぎない
②ビタミンB_2とB_6を摂る（食事またはビタミン剤から）
③適度な運動（有酸素運動）で発汗をうながす
④生活習慣に気をつける（深酒、喫煙、寝不足などを避ける）
⑤紫外線を極力避ける

皮膚からもっと健康に！

本書では、皮膚はさまざまな働きをしている重要な臓器であることをお話ししてきました。皮膚は物理的に体を外界からへだてているだけでなく、免疫の役割もになっている免疫臓器です。

皮膚は体の免疫システムの最初の関所です。何事も最初が肝心といいますが、体全体の免疫機能を維持するには、まず皮膚の健康を保つことが欠かせません。免疫のバリアである皮膚を正しくケアすることは、アレルギーやアトピー、さらには免疫系の病気の予防や治療に役立ちます。

皮膚科の世界も日進月歩、年々進化しています。

２０１８年４月には、これまでなかった新しいタイプのアトピー治療薬「デュピクセント」（Ｔｈ2型サイトカインを特異的に減らす注射薬）も発売されます。アトピー治療も進化しているのです。

健康は皮膚からはじまります。

毎日、自分の目で見て、健康状態をチェックしましょう。おかしいなと思ったら、早めに信頼できる皮膚科医に相談してください。

皮膚からもっと健康に、いつまでも元気に！

そしていつか、１００歳に達した方が健康長寿の秘訣《ひけつ》をたずねられて、「毎日、皮膚をよく見ること」といっていただける日がくることを願っています。

著者略歴

一九六二年、東京都に生まれる。医学博士。日本皮膚科学会認定専門医・指導医。菊池皮膚科医院院長。一九八七年、慶應義塾大学医学部卒業。同大学病院にて研修医。慶應義塾大学医学部皮膚科助手、皮膚科学教室医局長、研修担当主任、診療科医長を歴任後、一九九六年、アメリカ国立衛生研究所（ＮＩＨ）へ留学。日本学術振興会海外特別研究員として、引き続き留学。一九九八年、帰国して東京・日暮里に菊池皮膚科医院を開設。最先端の研究に裏打ちされた治療は高い評価を受け、一日一五〇人超の患者が訪れる。
著書には『アトピーはもう難病じゃない』（現代書林）、『そのアトピー、専門医が治してみせましょう』（文春文庫）、『Dr.菊池の金属アレルギー診察室』（東京堂出版）、『なぜ皮膚はかゆくなるのか』（ＰＨＰ新書）などがある。

皮膚《ひふ》・肌《はだ》の悩《なや》みは「原因療法《げんいんりょうほう》」で治《なお》せます
――アレルギー・アトピー・トラブル肌《はだ》を防《ふせ》ぐ！治《なお》す！

二〇一八年五月一二日　第一刷発行
二〇二〇年一二月二一日　第三刷発行

著者　菊池《きくち》 新《あらた》
発行者　古屋信吾
発行所　株式会社さくら舎　http://www.sakurasha.com
東京都千代田区富士見一-二-一一　〒一〇二-〇〇七一
電話　営業　〇三-五二一一-六五三三　ＦＡＸ　〇三-五二一一-六四八一
編集　〇三-五二一一-六四八〇　振替　〇〇一九〇-八-四〇二〇六〇

装丁　石間 淳
写真　高山浩数
印刷・製本　中央精版印刷株式会社

ISBN978-4-86581-148-3